Fermin Guerrero Del Angel

Evaluación hemostática del etamsilato en cirugía ortognática

Fermin Guerrero Del Angel

Evaluación hemostática del etamsilato en cirugía ortognática

Una alternativa en el control del sangrado transoperatorio en cirugía de los maxilares

PUBLICIA

Impressum / Aviso legal
Bibliografische Information der Deutschen Nationalbibliothek: Die Deutsche Nationalbibliothek verzeichnet diese Publikation in der Deutschen Nationalbibliografie; detaillierte bibliografische Daten sind im Internet über http://dnb.d-nb.de abrufbar.

Información bibliográfica de la Deutsche Nationalbibliothek: La Deutsche Nationalbibliothek clasifica esta publicación en la Deutsche Nationalbibliografie; los datos bibliográficos detallados están disponibles en internet en http://dnb.d-nb.de.

Coverbild / Imagen de portada: www.ingimage.com

Verlag / Editorial:
PUBLICIA
ist ein Imprint der / es una marca de
OmniScriptum GmbH & Co. KG
Bahnhofstraße 28, 66111 Saarbrücken, Deutschland / Alemania
Email / Correo Electrónico: info@editorial-publicia.com

Herstellung: siehe letzte Seite /
Publicado en: consulte la última página
ISBN: 978-3-8416-8042-6

Zugl. / Aprobado por: Tampico, Universidad Autonoma de Tamaulipas, Mexico 2010

ÍNDICE

Índice

INTRODUCCION

1.1 Cirugía ortognática, historia y evolución.

Nos corresponde analizar previamente los antecedentes históricos acerca de la Cirugía Bucal y Máxilofacial, esta debe ser analizada en su desarrollo, acompañada de los factores histórico-culturales y sociales de cada época. El enfoque histórico de la reconstrucción del pasado se basa en tratados, folletos, artículos y otros documentos, así como de la arqueología y el arte de la misma. En principio parece que lo único que interesa en una ciencia es su estado actual y que el pasado es mera curiosidad, sin valor positivo. Nada tan lejos de la verdad, pues los conocimientos sólo adquieren un valor exacto dentro de la dimensión histórica. (1,2)

La historia como ciencia es un abordaje racional; lo cual quiere decir que debe ser la explicación de los hechos para establecer las relaciones entre sus causas y efectos, o sea, las leyes geno-estructurales que los determinan. El principio básico de este estudio lo constituye el análisis histórico de las interacciones de la sociedad y los aspectos de la salud con el propósito de poner de manifiesto sus avances y retrocesos como reflejo de la lucha ideológica entre las clases, las formas y medios utilizados para llevar a cabo la práctica médica y determinar los elementos del progreso entre el conocimiento científico y las tendencias místico-religiosas que se oponían a su desarrollo.(3)

La cirugía es una rama de la medicina y estomatología como ciencias de la salud que trata de las enfermedades y accidentes con intervenciones manuales, en general cruentas y realizadas con un instrumental determinado. Los estudios arqueológicos y antropológicos indican que fue quirúrgica la primera ciencia médica del hombre, practicada de modo espontáneo al extraer cuerpos extraños de heridas de caza o de guerra y al taponar las hemorragias por medio de vegetales apretados.(4)

Al escribir acerca de la historia de la cirugía estomatológica, resalta la existencia de características generales, como son la evolución del instrumental y los tratamientos utilizados, el trabajo empírico, los cirujanos barberos y otros oficios del arte de curar, así como la formación de los profesionales y las legislaciones establecidas para el control del ejercicio profesional, entre otras.(3,4)

La única alternativa para preservar nuestra soberanía e identidad en el mundo contemporáneo es aplicar el precepto martiano de "Ser culto para ser libre". Y ser culto para un profesional implica incorporar a su percepción cultural general, los conocimientos esenciales de la historia de la profesión.

El propósito de este trabajo es realizar en parte, un recuento general de la historia de la cirugía bucal y máxilofacial. a través de las diferentes épocas y civilizaciones.

Para exponer los hechos históricos se ha empleado el método sincrónico, que divide el tiempo en edades, períodos y épocas atendiendo a la importancia de los cambios socioculturales que cada uno de los hechos ha ejercido sobre los otros.

El período prehistórico se extiende en la evolución de la humanidad antes de la existencia del documento escrito y se inicia con la articulación del lenguaje, desarrollo del pulgar y la construcción rústica de sus propios instrumentos. Abarca los períodos paleolíticos y neolíticos, desde que los hombres permanecían en los bosques, se alimentaban de frutas y raíces y se forma el lenguaje articulado, hacen luego uso del fuego aparece la caza con maza, lanzas, arcos, flechas y comienzan a agruparse, a elaborar artículos de subsistencia como vasijas de madera, tejidos a mano y trenzados, comienzan a domesticar los animales, a criarlos, a sembrar y transformar el medio con instrumentos de trabajo metálicos en la era de cobre y de hierro. Construyen barcos, comienza la arquitectura, las ciudades amuralladas hasta que aparece la escritura que da lugar a una nueva edad. (5)

Del primer acto quirúrgico practicado en la cavidad bucal, la avulsión dentaria, se tienen referencias dadas por Baundoin, Matsuto y otros autores, resultado de investigaciones realizadas sobre maxilares del período neolítico.(4,6) El primer implante data del año 7000 a.n.e. al aparecer en Argelia un cráneo femenino con una falange implantada en región de premolares superiores. De la extracción de cuerpos extraños se tienen documentos en los esqueletos prehistóricos en los que se han encontrado reacciones óseas alrededor de fragmentos de armas incompletamente extraídos: la reacción demuestra que el herido había sobrevivido a la intervención.(1,4)

Corresponde del año 4000 Antes de Cristo con la invención de la escritura, hasta el año 476 Después de Cristo con la caída del Imperio Romano. La característica social de la época es la esclavitud.

En los documentos y materiales arqueológicos relativos a las primeras civilizaciones históricas la cirugía aparece notablemente desarrollada.(1,7)

En la antigua Mesopotamia las Tablas Asirias de la colección Kuyunjik del 800 a.c. mencionan que un "dentista" aconsejó a su rey la extracción de los dientes de su hijo, por ser estos la causa de la enfermedad que padecía.(3) Este concepto de infección focal se anticipa casi tres mil años al expresado por Hunter en 1910. En la estela de Hammurabi aparecen grabados los honorarios de los cirujanos babilonios y precisadas las penas por los eventuales errores de la intervención (1). Los médicos mesopotámicos antiguos inventaron el catéter (upu). Se cree que existían médicos que curaban gratuitamente a las personas pobres; el cirujano se consideraba de categoría inferior a la del médico y dependiente de este.(2,3)

En papiros egipcios como el de Ebers, el más conocido, que data del 3700-1500 Antes de Cristo aparecen referencias específicas a distintas enfermedades dentales con indicaciones terapéuticas para las infecciones consecutivas a la caries y la necrosis pulpar; también trata la apertura de los tumores con el cuchillo o la aplicación del cauterio enrojecido al fuego; menciona la extracción pero no la obturación, por otra parte los egipcios fueron hábiles en la inmovilización de fracturas, en la circuncisión, operaciones de catarata y en adoptar el calor para detener las hemorragias. (4,8)

Durante la célebre III dinastía sobresale la figura legendaria de Imhotep, ingeniero, constructor, sabio y el más antiguo médico conocido, tan notable que llegó a ser consagrado como "el dios de la medicina". Se ha señalado que de los médicos especialistas que se conocen más antiguos es Hesi-Re, jefe de los dentistas y médico del Palacio Real en la época de Zoser (2780-2720 a.n.e.), se le ha considerado como el primer dentista conocido en la historia, según grabados de su tumba.(3,9)

Los egipcios no suturaban las heridas, cuyos bordes eran afrontados mediante bandas adhesivas. La extracción dentaria de uno o más incisivos era utilizada como castigo. La medicina con todas sus especialidades, incluyendo la odontología, marchaban juntas y eran aplicadas por los sacerdotes a las clases pudientes, quedando los esclavos sin atención médica de ningún tipo, sin embargo, los herreros por su fortaleza y uso de las tenazas se considera que efectuaban las extracciones.(9)

Fuera del área mediterránea la cirugía tuvo gran desarrollo en la India: los hindúes practicaban la sangría, la ligadura de vasos sanguíneos con fibras vegetales, la laparotomía, la cesárea, etc. Aún es conocido como método indio la intervención encaminada a reconstruir la nariz con colgajos de piel geniana o frontal. (1,4)

Sushirata, "padre de la cirugía india", vivió alrededor del año 600 a.c.; describió la anatomía de la mandíbula, el dolor por la exposición de las terminaciones nerviosas, el tercer molar inferior con su nervio alveolar y relacionó el nervio infraorbitario con la neuralgia facial. Realizó tratamientos para la luxación bilateral de la mandíbula.(3,10)

En la época de los Vedas para las extracciones dentales usaban cocimientos a partir de beleño, cáñamo, belladona o adormidera; la exodoncia se practicaba golpeando directamente sobre la corona o sobre una madera a modo de escoplo, lo que daba lugar a la fractura del diente o de las corticales óseas.(7,11)

La civilización china es una de las más antiguas conocida, realizaron aportes al desarrollo de las ciencias médicas, y entre ellas a la cirugía dental. En el siglo XVIII Antes de Cristo, el emperador Mei-king escribió un libro; en su capítulo XVI describe varios tipos de odontalgias. La extracción dentaria la practicaban con los dedos y utilizaban la acupuntura para curar 7 enfermedades bucales distintas, hacian uso de sus agujas de oro y plata. (3,12)

En el imperio Persa y en otras altas culturas primarias prehelénicas o precolombinas se encuentran referencias de distintos procesos odontológicos, y entre ellos de la avulsión dentaria.(7,11)

En la antigua Grecia, Asclepio o Esculapio (1560 Antes de Cristo.) ya había construido instrumentos rudimentarios para la exodoncia; también se le atribuyen indicaciones precisas sobre la avulsión dentaria que realizaba con una pinza llamada "odontagogo". En las valoraciones mitológicas se le considera hijo de Apolo y "dios de la medicina".(9,13)

Aristóteles de Stagira (445-376 Antes de Cristo.) fue el más famoso filósofo y médico de su tiempo; se le considera el fundador de la Anatomía y de la Historia Natural. Escribió de la extracción dentaria y describe un instrumento llamado "odontogra" formado por dos palancas que se mueven en sentido contrario. Clasificó los dientes por su forma y función.(14)

Timócrates y Adamacio hicieron la distinción entre neuralgia y odontalgia.(3) Hipócrates (460-377 Antes de Cristo.), padre de la medicina, describe en los libros de la Colección Hipocrática o Corpus Hippocraticum un inmenso caudal de sus sabéres médicos entre los que se encuentran muchos referidos a la patología y terapéutica bucal y máxilofacial. Fue el creador del término "muela del juicio" para designar el tercer molar; conocía el tratamiento de las perforaciones palatinas y la consolidación de los dientes vacilantes, trataba las fracturas mandibulares ligando unos dientes con otros por medio de alambres de oro. Reservaba la extracción dentaria como último recurso. Hablaba de la reimplantación dentaria, considerando que en las fracturas de los maxilares los dientes luxados debían volverse a su sitio y ser mantenidos con ligaduras. Recomendó aparatos complejos, pero prácticos para la reducción de fracturas maxilares; realizaba los vendajes hipocráticos cuando la fractura era de mandíbula y la sostenía con pequeñas tablillas. (3,9) Tiene el mérito de haber sostenido la unidad indisoluble de la cirugía y la medicina.

En algunas lozas sepulcrales figuran esculpidos algunos de los instrumentos utilizados por los dentistas y cirujanos griegos de aquellos tiempos, la especialidad se revela en algunos mitos helénicos.

Los etruscos realizaban diversas actividades odontológicas, como extracciones dentarias, que se considera que lo aprendieron de los fenicios.(1)

En Roma, en el siglo I Cornelio Celso en su tratado "De arte médica" hace amplias referencias a la cirugía bucal, y describe por primera vez la importancia de practicar la sindesmotomía y de la dirección de los movimientos de tracción para evitar la fractura del hueso. Para extraer las raíces utilizaba un instrumento llamado "rizagra". Estudió la anatomía de la mandíbula y su fractura, describió por primera vez los síntomas clásicos de la inflamación, aún válidos. También habló de las luxaciones. Empleó instrumentos como el cauterio, estilete o sonda, el fórceps y el "vuscella o vossela", actual pinza de algodón.(3,11)

Galeno (130-201 Después de Cristo.) dejó un riquísimo legado de obras maestras y doctrinas médicas que fueron indiscutibles durante años y de entre ellas dedicó una atención particular a múltiples aspectos anatómicos, clínicos y patológicos buco-máxilofaciales: tratamiento de las odontalgias, de la erupción patológica del tercer molar, describió la anatomía dentaria, su inervación por el trigémino y estudia la marcha de la caries, etc. (15)

Comprende el período del año 476 (Caída del Imperio Romano) al 1640 con la Revolución Inglesa.

En la Edad Media la cirugía fue ejercida en principio sólo por los religiosos y cuando se les prohibió su ejercicio por orden expresa de la Iglesia (siglo XII), continuó siendo cultivada por la escuela de Salerno y por la boloñesa de Guglielmo de Saliceto (1210-1277) (1,4)

En el mundo medieval, el pueblo árabe hereda los conocimientos de la antigüedad, los conserva y los enriquece y después los transmite a la empobrecida civilización de Occidente. Aparecen las primeras universidades, en el imperio Bizantino (Constantinopla), se inaugura una escuela de medicina, la primera de la enseñanza superior en Europa, la de Salermo en Italia y la de Córdova en España. Avicena (980-1032), "Príncipe de los Médicos", en su "Canon" aporta importantes conocimientos de cirugía bucodentaria e introdujo el uso del cauterio o hierro candente en vez del bisturí al igual que Abulcases que lo reflejó en su tratado de cirugía "Al Tasrif' sobre cauterización e incisiones, corte y extracciones y sobre las fracturas de los dientes. Indicó el tratamiento de las fístulas dentarias. Mostró una gran cantidad de instrumentos para uso dental; presentó la operación del labio fisurado y señaló su éxito en los casos congénitos. Practicaba la extracción dentaria con fórceps y elevador. Sus adelantos quedaron estancados por las características sociales de la época con el inicio de las Cruzadas y la creación de La Inquisición que causó gran número de víctimas, crímenes e injusticias, siendo perseguidos y castigados muchos investigadores y científicos acusados de herejes por sus ideas.(11,12)

Mezné "el joven" en el siglo XI recomendaba no realizar la extracción de los dientes en su período más doloroso; fue un gran técnico en el tratamiento de las fracturas maxilares y las fístulas con botones de fuego hasta el hueso. En 1300, Guy de Chuliac en su obra Magna Cirugía hace numerosas referencias a la extracción dentaria.(3)

A fines de la época se inicia un período de decadencia, las prácticas quirúrgicas, que eran propias de hombres cultos a los que se reconocía el título de doctor, pasaron a manos de empíricos que se limitaban generalmente, a realizar pocas intervenciones basándose solo en la habilidad técnica y sin ningún conocimiento teórico. Desde entonces, entre otras cosas, los barberos empezaron a practicar las sangrías y extracciones dentarias, uso reservado hasta hace dos siglos.(3,7)

El misticismo de la época da a la profesión su patrona Santa Apolonia, y llegó a hacer que el juramento Hipocrático se grabara en forma de cruz para hacer más efectivo sus postulados.(16)

Fracasa el último intento de Las Cruzadas de apoderarse del Oriente y cae el Imperio Bizantino en poder de los turcos. Surge la época del Renacimiento con un desarrollo de las artes. Se expulsa a los musulmanes de España. Con el renacimiento italiano se desarrolló un movimiento de revalorización, al poco tiempo vino a contribuir a el la imprenta que difundió las obras de Hipócrates, Galeno y Paolo de Egina, la nueva orientación experimental de las ciencias y, lo más importante con respecto a la cirugía, el desarrollo de los conocimientos anatómicos con Andrea Vesalio (1514-1565) que describió gráficamente por primera vez la verdadera anatomía humana. Estudió la patología producida por el tercer molar y propone la intervención quirúrgica con ostectomía para conseguir su exodoncia. En el año 1570, Fabricio d' Acquapendente diseña toda una colección de instrumentos para la avulsión dentaria, adaptados a la morfología de cada diente en particular. En su obra "Crisol de la Cirugía" describe las operaciones quirúrgicas que se hacen en la boca.(3)

Los reyes católicos dictan la ley conocida por "Pragmática de Segovia"que exigía a los barberos una capacitación y examen para poder ejercer como cirujano dentista y los no autorizados eran castigados.

Ambroise Paré (1510-1590) publica en 1572, en París sus " Cinq Livres de Chirurgie", en los cuales se tratan muchas y variadas cuestiones de cirugía bucal y odontología en general. Enriqueció el instrumental con la invención del abrebocas, el gatillo y el pelícano (3,7). Suprimió los métodos inhumanos anteriores de tratar las heridas por medio de aceite caliente, popularizó el uso de las ligaduras vasculares para contener las hemorragias, trabajó en la reimplantación dentaria, y fue el primero que utilizó la prótesis en la fisura palatina. Realza el prestigio de la cirugía y mejoró las técnicas, elevándola al rango de verdadera profesión.(9)

En 1633, Dupont recomendaba la extracción del diente cuando el dolor era muy rebelde, con la novedad de reimplantarlo inmediatamente, con lo que se afirma otra vez y desaparece el dolor.

Hasta el siglo XVIII no existen cambios fundamentales en los tradicionales saberes quirúrgicos del Renacimiento y del Barroco, pero al final de este período se inicia la cultura científica propiamente moderna que se acentúa y difunde durante la Ilustración.(1)

Comienzan a gestarse los últimos momentos del feudalismo en Europa. Se producen revoluciones burguesas en Alemania y en los Países Bajos y con la Revolución Inglesa se puso fin al feudalismo en Inglaterra, por su alcance histórico se le considera el punto de partida de la época histórica del capitalismo.

Comprende desde 1640 con la Revolución Inglesa al 1871 con La Comuna de París.En la edad moderna el conocimiento y la experiencia acumulada sobre la teoría y la práctica estomatológica comienza a divulgarse en diversas publicaciones gracias a la invención de la imprenta en el siglo XV. Se establece una clara delimitación entre el cirujano practicante y cirujano dentista, a pesar de que la situación de la Estomatología era aún confusa. (17)

Nathaniel Higmore, cirujano y anatomista inglés, redescubrió la anatomía del seno maxilar en 1651, lo cuál permitió explicar muchos síntomas y complicaciones de dolores de dientes, pero hasta 50 año más tarde no se comenzó la cirugía antral.

En España se produce un gran impulso en la cirugía bucal en los Reales Colegios, gracias al avance en el saber anatómico, la traducción al castellano de valiosos tratados de cirugía y odontología y el ejercicio profesional de cirujanos extranjeros, entre ellos Pierre Gay (1717) dentista de la Casa Real.

En Francia Pierre Fauchard (1690-1761), publicó en 1728 su célebre obra "La Chirurgie Dentiste ou traité des dents" donde acredita amplios conocimientos médico-quirúrgicos, con aportaciones importantes de técnicas e instrumental de indudable valor para la práctica de la cirugía bucal. (3,4,14)

El cirujano dentista Le Montier en 1760, realizó la operación de una fisura palatina, la cuál consistió en juntar los bordes de la hendidura mediante suturas y luego avivarlos con cauterio, el aspecto quirúrgico de la fisura palatina reapareció en 1816, con Von Graefe, quien estableció el principio de la uranoestafilorrafia, como tipo básico.(3)

Antonio Campani, excelente cirujano, estudió profundamente la cirugía dental; en 1786 publicó un magnífico tratado muy bien ilustrado, con grabados del instrumental y los procedimientos quirúrgicos que entonces se usaban.

Lorenzo Heister, cirujano alemán, a pesar de su gran fama se ocupó de la odontología y escribió una interesante obra sobre afecciones bucales. Mauricio Heider (1816-1866), profesor de dentistería operatoria en Viena, fue el estudioso de mayor prestigio de la escuela austriaca, introdujo el galvanocauterio en la terapéutica dentaria.(4,18)

Juan Aitken en1771 perfecciona la llave de Garengeot, que en Francia recibió el nombre de llave inglesa.

John Hunter (1728-1793) publicó varias obras sobre odontología, clasificó los dientes y recomendó extraer el primer o segundo premolar en los casos de empiema del seno maxilar, en 1778 publicó su segunda obra mayor "Actual treatise on the disease of the teeth". Bell, en su libro de cirugía aconsejó abrir los abscesos a lo largo y rellenarlos con hilachas para mantenerlos abiertos.(16)

Según algunos historiadores, la cirugía moderna nace en la primera mitad del siglo XIX. Símbolo de este desarrollo puede ser Guillaume Dupuytren (1777-1835), innovador de métodos operatorios y sobre todo, fundador y animador de una escuela cuyos discípulos se extendieron por toda Europa.(1)

Simón Hullihen (1860), médico-dentista en Estados Unidos es considerado históricamente como el fundador de la cirugía bucal y máxilofacial; sus múltiples publicaciones dan testimonio de su amplio saber en este campo abarcando la extracción dentaria, fractura de los maxilares y esbozos de cirugía ortognática. Con posterioridad han existido numerosos autores que han aportado sus conocimientos, lo que ha permitido un rápido avance de la cirugía bucal. La introducción de la anestesia local cambia sustancialmente la práctica y técnica de la exodoncia. No obstante, con anterioridad Horace Wells dentista norteamericano, presenciando una sesión que Colton realizaba en Hartford (1844), deduce los efectos anestésicos del óxido nitroso, y se sometió después el mismo a una extracción dentaria. Posteriormente se estudian y popularizan las propiedades anestésicas del protóxido, éter, cloroformo, etc; y en 1884 Koller comienza la aplicación de los anestésicos locales a base de soluciones de cocaína hasta llegar a las sustancias actuales. En 1846, William T. Morton practicó la primera narcosis etérea; Eugene Koeberlé y Jules Péan diseñaron hacia 1860 las primeras pinzas hemostáticas. Gracias a un químico, Louis Pasteur (1822-1895), y a sus precursores, dos hombres del siglo XIX, Holmes y Semmelweis, se describe que la infección es una enfermedad contagiosa. Joseph Lister propuso y llevó a cabo (1867), siguiendo esta doctrina la antisepsia quirúrgica, rociando el campo operatorio con pulverizaciones de ácido fénico. Así mismo, a esta se añadió la asepsia, basada en la esterilización del instrumental y del material de medicación mediante métodos físicos.(9,12) Los nuevos métodos determinaron en la cirugía cambios fundamentales: por una parte se redujo a cifras próximas al cero la mortalidad por las intervenciones clásicas, por otra se abrieron a la cirugía campos hasta entonces vedados, se llevaron a cabo los primeros injertos óseos.

En esta etapa la odontología se desarrolla vertiginosamente, la generalización del uso de los Rx en la profesión a partir de 1920 hace que la Endodoncia tenga un valor científico y se demuestra el valor de la conservación de los dientes. Luego de la 2da. Guerra Mundial se consolida la Cirugía Maxilofacial como especialidad, el avance de la tecnología con la cirugía ortognática, los implantes endóseos, microcirugía, distracción osteogénica, biomateriales, cirugía oncológica y pediátrica de cabeza y cuello y el alto nivel científico y una proyección biopsicosocial de la práctica de la profesión caracterizan esta etapa. (4,20)

1.2 *El sistema hemostático*

La función principal del sistema hemostático es el mantenimiento de la fluidez de la sangre, evitando tanto la coagulación intravascular como que la sangre escape de los vasos sanguíneos. Cuando un pequeño vaso sanguíneo es seccionado o dañado se inician una serie de fenómenos que tienden a prevenir o detener la perdida de sangre (hemorragia) ocasionada por dicha lesión. Este fenómeno recibe el nombre de hemostasia (21)

La hemostasia es un proceso fisiológico regulado que lleva a cabo acciones complejas destinadas a dar una respuesta rápida a cualquier daño del sistema vascular y cuyo resultado final es la formación de un trombo o coagulo de fibrina-plaquetas. Este tapón es el que realiza la función de sellado del vaso lesionado, evitando de este modo la perdida de sangre mientras tiene lugar la reparación de la lesión. Este proceso comprende interacciones fisiológicas y bioquímicas que implican a la dinámica del flujo sanguíneo, componentes del endotelio vascular, factores de coagulación de la sangre, plaquetas y al sistema fibrinolitico. Todos estos factores se interrelacionan para minimizar la perdida extravascular de sangre y promover la curación subsiguiente del daño tisular, manteniendo en todo momento la continuidad del flujo sanguíneo y la perfusion tisular. Como veremos, los componentes fundamentales de este sistema son los vasos sanguíneos, las plaquetas y los factores plasmáticos pudiéndose distinguir tres fases bien diferenciadas aunque muy relacionadas entre ellas, a veces incluso simultaneas y que ese pueden denominar Hemostasia primaria, Hemostasia secundaria o Coagulación de la sangre y Fibrinolisis (22).

1.2.1. Componentes fundamentales.

Los vasos sanguíneos se clasifican en tres grupos:

Arterias: las arterias son las encargadas de llevar la sangre desde el corazón a los órganos, transportando el oxígeno (excepto en las arterias pulmonares, donde transporta sangre con dióxido de carbono) y los nutrientes. Esta sangre se denomina arterial u oxigenada en la circulación mayor y tiene un color rojo intenso. Tienen las paredes gruesas y ligeramente elásticas, pues soportan mucha presión. La musculatura de sus paredes les permiten contraerse y dilatarse para controlar la cantidad de sangre que llega a los órganos.

Venas: llevan la sangre desde los órganos y los tejidos hasta el corazón y desde éste a los pulmones, donde se intercambia el dióxido de carbono con el oxígeno del aire inspirado, (excepto en las venas pulmonares, donde se transporta sangre oxigenada). Esta sangre se llama venosa y es de color más oscuro. Poseen válvulas unidireccionales que impiden el retroceso de la sangre.

Capilares: tienen su origen en la división progresiva de las arterias en ramas cada vez más pequeñas hasta llegar a los vasos capilares, que poseen finísimas paredes, y a través de los cuales pasan las células sanguíneas, al igual que los gases respiratorios, los nutrientes y el resto de las sustancias que transporta la sangre.

La estructura del sistema cardiovascular es repetitivo y consiste en la disposición concéntrica de tres capas de diferentes variedades de los cuatro tejidos básicos, que son las siguientes:

Túnica íntima: es la capa interna, formada por un endotelio, su lámina basal y tejido conectivo subendotelial laxo. Está encargada del contacto con el medio interno.

Túnica media: es una capa formada por capas concéntricas de células musculares lisas entre las cuales se interponen cantidades variables de elastina, fibras reticulares y proteoglicanos, que en las arterias está bastante más desarrollada que en las venas, y que prácticamente no existe en los capilares.

Fibras de colágeno y fibras elásticas. Varía de espesor desde relativamente fino en la mayor parte del sistema arterial hasta bastante grueso en las vénulas y venas, donde representa el principal componente de la pared del vaso. Por la túnica adventicia circulan los propios vasos sanguíneos, llamados *vasa vasorum* que irrigan a los vasos sanguíneos de gran calibre como la arteria aorta.

La estructura de la pared de los vasos del aparato circulatorio es diferente según su función:

Las arterias son los vasos que tienen la pared más gruesa, formada por tres capas: una interior o íntima, formada por el tejido denominado endotelio, una intermedia, con muchas células de músculo liso y fibras elásticas, y una exterior o adventicia, con fibras de colágeno y elástica. La arteria más grande del organismo, la arteria aorta, puede llegar a medir hasta 2,5 cm de anchura en una persona adulta, y esa pared le permite resistir las presiones que genera cada latido del corazón.

Las venas tienen en sus paredes las mismas capas que las arterias, pero mucho más finas, sobre todo la capa muscular, ya que debe llevar la sangre que vuelve al corazón a una presión más baja. A lo largo de su recorrido, sobre todo en las extremidades inferiores, tienen válvulas que impiden el retroceso de la sangre. Las dos venas más grandes del organismo son las venas cavas, la superior, procedente de la cabeza y la parte superior del cuerpo, y la inferior, procedente de la parte inferior del cuerpo. Pueden llegar a medir hasta 25 mm de anchura, aunque con unas paredes mucho más finas que las de la arteria aorta.

Los vasos capilares son los más finos y su pared está formada sólo por una capa de células endoteliales. Los capilares comunican las ramificaciones terminales de las arterias, denominadas arteriolas, con las primeras ramificaciones que darán lugar a las venas, llamadas vénulas. El diámetro de los capilares permite justo el paso de las células sanguíneas alineadas.

Los vasos linfáticos se originan en los capilares linfáticos, situados en los mismos territorios que los capilares sanguíneos, luego se van agrupando para formar vasos más gruesos, que tienen paredes ricas en tejido conectivo y válvulas en su interior para evitar el reflujo del líquido linfático y, por último, se reúnen en dos grandes conductos denominados troncos linfáticos, que son el canal torácico y la gran vena torácica. En el trayecto de los vasos linfáticos existen con frecuencia abultamientos que reciben el nombre de ganglios linfáticos.

La ramificación de los vasos de los vasos sanguineos es Aorta-Arteria-Arteriola-Capilares-Venula-Venas-Vena Cava y repitiendo la circulación sistemática.

1.2.2 Los vasos sanguíneos

Los vasos sanguíneos constituyen un sistema cerrado, sin fugas, que mantiene la sangre en un estado fluido. La constitución de los vasos sanguíneos varía según el tipo de vaso (arteria, vena o capilar) así como de su calibre. Sin embargo, podemos generalizar diciendo que los vasos sanguíneos están constituidos por células endoteliales rodeadas por una membrana basal subendotelial (intima), que a su vez están rodeadas de células musculares lisas y su matriz extracelular (media), rodeada a su vez por fibroblastos y su matriz extracelular (adventicia). En el caso de las venas, las capas musculares lisas son más delgadas, estando del todo ausentes en los capilares (23) (Figura No. 3.1)

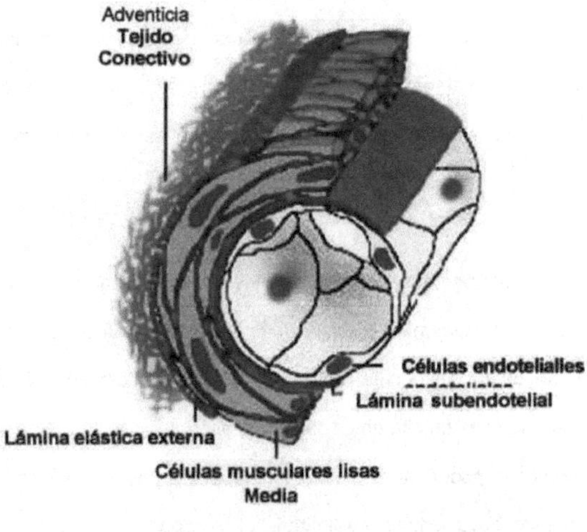

Figura No. 3.1 Estructura general de un vaso sanguíneo.

La media y la adventicia son las partes mas externas y proveen fuerza mecánica al vaso. están compuestas de células musculares lisas y circulares entremezcladas con fibras elásticas. La contracción o relajación de estas fibras produce la contracción o dilatación de los vasos. En caso de grandes vasos, las capas mas externas albergan la propia vascularización del vaso o vasa vasorum.

La intima, o membrana subendotelial es una capa elástica que contiene diversas proteínas adhesivas, sintetizadas por las células endoteliales, que proveen de lugares de unión para las plaquetas y leucocitos (ej. Colágeno, laminina, microfibrillas, trombospondina, fibronectina, elastina, vitronectina y Factor de von Willebrand (FvW)). Como se vera mas adelante, esta capa tiene una importancia viral para iniciar el proceso de adhesión plaquetaria durante la formación del tapón hemostático primario. Así, el colágeno es un potente activador plaquetaria y promueve su adherencia a los componentes subendoteliales; la fibronectina promueve la adhesión, agregación y aglutinación plaquetaria, lo que ayuda a localizar la reacción hemostática y el FvW es esencial para la adecuada adhesión plaquetaria (24).

Las células endoteliales son el elemento fundamental de los capilares. Son células planas, aunque muestran un cierto abultamiento alrededor del núcleo, irregulares y de forma hexagonal. Su eje longitudinal es paralelo a la dirección del vaso y se disponen en forma curvada, ajustándose entre ellas sin interrupción, formando así el tubo de la pared capilar o del endotelio.

El endotelio es extraordinariamente delgado, permitiendo el paso de electrolitos y de pequeñas moléculas a través del citoplasma de las células endoteliales (24). A pesar de su simple estructura existen algunas diferencias entre las células endoteliales de arterias, venas y capilares y sus características en diferentes localizaciones del cuerpo (1).

Hasta hace relativamente pocos años se consideraba que las células endoteliales actuaban como elementos inertes cuya función se limitaría al transporte de la sangre a los tejidos. Sin embargo, en los últimos tiempos se han descrito numerosas funciones fisiológicas a cargo de estas células, con notables propiedades secretoras de substancias con diversas acciones sobre la hemostasia.

De hecho, estas células poseen múltiples mecanismos que ayudan a mantener el flujo sanguíneo y se traducen primariamente en vasoconstricción o vaso dilatación. Para inducir la vasoconstricción secretan renina (que produce angiotensina II) y endotelinas (fuertemente vasoconstrictoras), e inactivan la bradiquinina y la serotonina (vasodilatadores). La secreción de endotelinas se estimula por la presencia de hormonas, factores de coagulación derivados de la plaqueta y citoquinas, mientras que el oxido nítrico (ON) y la prostaciclina (PGI2) la reducen (6).

Para inducir vaso dilatación, las células endoteliales sintetizan y liberan factores de relajación como el Endotelium-Derived Relaxing Factor (EDRF) y PGI2 que son potentes vasodilatadores e inhibidores de la función plaquetaria. Posteriormente se ha constatado que la entidad química que ejerce como EDRF es precisamente el ON, el cual es generado localmente en el endotelio por medio de la ON sintetasa. (6,7).

Asimismo las células endoteliales poseen propiedades antitromboticas, que incluyen mecanismos pasivos y activos. De manera pasiva actúa su carga electrostática negativa, que repele a otros cuerpos con la misma carga, como las plaquetas, y también actúan numerosos componentes del glicocalix. Sin embargo, las propiedades antitromboticas del endotelio cambian cuando se produce la activación de la célula endotelial, la cual puede inducirse por la perdida de la integridad vascular, expresión de moléculas de adhesión de los leucocitos, o a la producción de citoquinas (6).

Por otra parte, las células endoteliales secretan diversas substancias que modulan la reparación vascular, como el Platelet Derived Growth Factor (PDGF), Factor de permeabilidad vascular y Factor de crecimiento de fibroblastos. Estas sustancias actúan mediante la modificación de la proliferación de fibroblastos y alterando el músculo liso. (7).

Adicionalmente, el endotelio elimina de la circulación numerosos componentes de la sangre (PF2, serotonina, nucleótidos adenosina, bradiquinina, angiotensina II), principalmente a nivel pulmonar, ayudando así a mantener un equilibrio entre promotores e inhibidores de la formación del tapón hemostático (8).

1.2.3 Las plaquetas

Las plaquetas son la primera línea de defensa del organismo cuando se produce un daño vascular, teniendo un papel crucial en la hemostasia. También ejercen un papel esencial en los procesos de inflamación y cicatrización de heridas por medio de interacciones directas con otras células o bien por la liberación de mediadores solubles que modulan la actividad de otras células de la sangre y del endotelio (9). Aunque existen diferencias anatómicas y bioquímicas entre las plaquetas de las diferentes especies, en general las plaquetas se comportan de un modo similar en el proceso de la hemostasia, inflamación y reparación tisular en todos los mamíferos (10).

La actividad de las plaquetas durante la hemostasia se basa en cuatro mecanismos fundamentales: la adhesión, que implica el desarrollo de la adhesividad de la plaqueta con el colágeno de la pared vascular dañada y es facilitada por la presencia de Mg^{++}; la agregación, que indica la asociación plaqueta-plaqueta que tiene lugar en presencia de Ca^{++}; la secreción, que ocurre cuando los productos almacenados en las organelas de la plaqueta son expulsados al exterior; y la contracción, responsable del cambio de forma externa e interna de la plaqueta durante la activación, al tiempo que favorece la secreción, la cual, a su vez será responsable de la agregación masiva e irreversible que forma el tapón hemostático definitivo (11). (Figura 3.2)

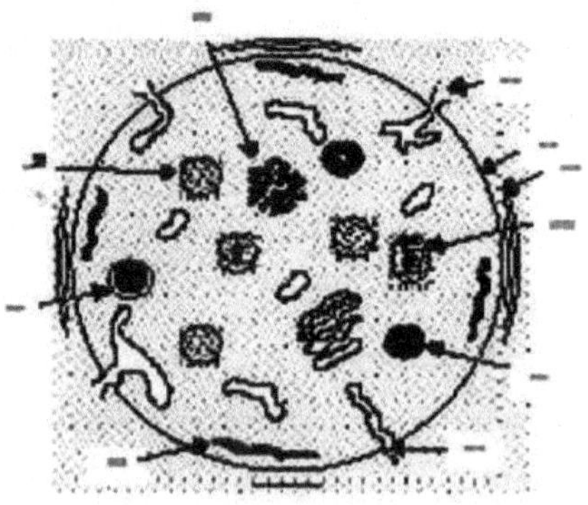

Fig. No. 3.2 Estructura Microscópica de la Plaqueta.

Las plaquetas circulantes (no activadas) son unas pequeñas células discordes y enucleadas, de entre 5 y 7 micras de longitud y 1,5-2 micras de ancho con una superficie lisa y sin la presencia de pseudopodos (12). Son los elementos más pequeños de la sangre y se generan en la medula ósea a partir de los megacariocitos en un proceso de maduracion que dura unos 4 o 5 días. Cada megacariocito dará lugar a varios miles de plaquetas, de manera que las nuevas plaquetas circulantes son las más grandes y se denominan megatrombocitos y tendrán una vida en circulación de entre 5 y 10 días (13). Existen diferencias en las distintas especies de mamíferos en el número de plaquetas, tamaño y granulación y, por regla general, existe una relación inversa entre el número de plaquetas y su tamaño (14).

Las cantidades de plaquetas normalmente presentes en sangre superan en mucho las necesarias para una correcta hemostasia, oscilando, según la especie entre 150000 y 750000 plaquetas/microlitro. El bazo almacena cerca de un tercio de la masa plaquetaria total, liberándose mediante la estimulación Beta-adrenergica, como sucede durante la actividad física (14).

En la plaqueta de la mayoría de los mamíferos se distinguen diferentes estructuras tal como se describen en la Figura 2. En la zona periférica de la plaqueta, se distingue una superficie mas exterior, o glicocalix, compuesta principalmente por lípidos (fosfolipidos y colesterol) y proteínas y que contiene así mismo diversos tipos de glicoproteinas que servirán de receptores para estimulantes de la activación, adhesión y agregación plaquetaria (14). Todos los receptores plaquetares identificados hasta ahora son miembros de la familia de las proteínas de unión transmembranosas guanosina trifosfato (GTP) o proteínas G (GP). Estas proteínas tienen un dominio externo hidrofobito, que actúa como receptor, y un dominio citoplasmatico hidrofilico que actúa como efector. Dependiendo del agonista y del tipo de receptor G activado, se inicia una cadena de estimulación o inhibición de reacciones intracelulares (17).
Estas GP pertenecen a las familias de las integrinas, glicoproteinas ricas en leucina, inmunoglobulinas y las selectinas. Las integrinas son esenciales como receptores para los procesos de adhesión (de plaqueta a la matriz extracelular o unión célula-matriz) y agregación (unión entre plaquetas o unión célula-célula) durante la hemostasia.

Entre ellas se encuentra la glicoproteina alfa2beta1 o GPIa/IIa que constituye el receptor para el colágeno, la alfa5beta1 o GPIc/IIa receptor de la laminina, colágeno y fibronectina, la alfaIIbBeta3a o GPIIb/IIIa, que tiene afinidad por el fibrinogeno, ADP y FVW, esenciales para el inicio de la hemostasia y la alfaVBeta3 o receptor de la vitronectina en plaquetas activadas. (18).

Las glicoproteinas ricas en leucina incluyen principalmente al complejo GPIb/IX/V, que contribuye a la carga negativa de la plaqueta y se une a la trombina y al FVW inmovilizado de la matriz subendotelial (no circulante), sirviendo en las iniciales de la hemostasia para adherir a las plaqeutas a la pared vascular dañada incluso en plaquetas no activadas (19).

Al igual que la célula endotelial, la superficie plaquetaria esta fuertemente cargada negativamente, esta carga actúa como fuerza electrostática repulsiva, por lo que cualquier inductor de su agregación debe superar esta carga para poder ejercer su acción (19,20).

La zona periférica de la plaqueta contiene así mismo un sistema de túbulos densos y microfilamentos que sirven de citoesqueleto y les permitirían mantener la característica forma elíptica de la plaqueta inactivada así como, probablemente, ayudarían a cambiar de forma durante la activación plaquetaria (21).

Este sistema tubular es análogo al retículo sarcoplasmico secuestrador de Ca++ presente en el músculo esquelético. Los microtubulos o microfilamenteos están compuestos por una gran variedad de proteínas contráctiles, que incluyen actina, miosina y proteínas relacionadas. También tienen un sistema canalicular, bien desarrollado en la mayoría de mamíferos, que se continúa con la superficie membranosa y que forma un sistema intercomunicado por toda la plaqueta.

Este sistema serviría para ofrecer un acceso rápido al interior de la plaqueta a las proteínas plasmáticas, facilitando la secreción de los gránulos citoplásmicos, así como para mantener las concentraciones adecuadas de Ca++. Este sistema canalicular también contiene las enzimas necesarias para la síntesis de eicosanoides. En la zona citoplasma celular existen multitud de componentes contráctiles imprescindibles para el mantenimiento de la forma celular y la emisión de pseudopodos. Estos elementos constituyen el 30-50% del total de la proteína plaquetaria (22).

En el interior de la plaqueta existen también unos gránulos redondos y moderadamente electrodensos, llamados gránulos alfa, de 0,5-1 micras de diámetro en bovinos, que contienen substancias secretadas por los megacariocitos o bien captadas desde el plasma y constan de proteínas adhesivas procoagulantes (FWV, fibrinogeno, fibronectina, trombospondina) factores de coagulación V y XI, inhibidores fibrinoliticos (inhibidor del activador del plasminogeno, inhibidor de la alfa2-plasmina), factor plaquetario 4 (FP4: que neutraliza las moléculas tipo heparina), selectina P y otros componentes incluyendo factores leucotacticos, mitogenos (PDGF y transforming growth factor) y de permeabilidad vascular así como beta-trombomodulinas (de función desconocida) (23).

Todo este contenido también se secreta con la activación plaquetaria y, de hecho, hay quien define a las plaquetas como células secretoras ya que dispone de tres sistemas de secreción dispersos por todo el citoplasma (gránulos-, gránulos densos y lisosomas) (24).

Hay otros gránulos menos numerosos pero mas electrodensos, denominados gránulos densos (también VDG o gránulos delta), que se localizan preferentemente en el borde de la plaqueta y que, al igual que los gránulos alfa aparecen rodeados de una membrana, almacenando en este caso gran cantidad de nucleótidos que promueven la agregación plaquetaria (ATP, ADP,GTP, GDP, Ca^{++}, Mg^{++} y serotonina). En estos gránulos, el núcleo electrodenso se sitúa cerca del borde del granulo, dejando el resto traslucido. Su diámetro es de 0.5 a 1 micras, solo ligeramente mas grandes que los gránulos alfa (25).

También aparecen gránulos de glucogeno, de menor tamaño y algunas mitocondrias de pequeño diámetro. Los gránulos de glucogeno aparecen en todas las especies, pero son especialmente numerosos en bovino y constituyen la primera fuente de energía de la plaqueta inactivada (26).

En plaquetas bovinas y de otras especies animales también se ha demostrado recientemente la presencia de lisosomas con enzimas con actividad hidrolitica al igual que en otros tipos de células (27).

Cuando una plaqueta interviene en la formación de un tapón hemostático sufre una serie de procesos de adhesión, activación y cambio de forma que posibilitan que libere muchas substancias necesarias para la formación del tapón hemostático secundario. Así mismo, las plaquetas promueven la conversión de zimogenos en enzimas en cada paso de la ruta intrinseca de la coagulación al exponer los lugares de unión a proteínas procoagulantes y, en algunos casos, protegen a los enzimas de la coagulación de su inactivación por los inhibidores plasmáticos (28).

Las plaquetas consumen una gran cantidad de energía durante la agregación. La glucosa es su principal fuente energética y tienen glucólisis anaeróbica activa y sintetizan y emplean grandes cantidades de glucógeno. A diferencia de los glóbulos rojos (también enucleados), las plaquetas poseen mitocondrias y completan el ciclo de Krebs y la fosforilación oxidativa.

Un mediador de la actividad energética de la plaqueta es la adenosin trifosfatasa (ATPasa), dependiente del Mg^{++} y Ca^{++}. En efecto, en los cuerpos densos o gránulos delta se almacenan el 50% de los nucleótidos adenina que, sumado al ATP, incluyen cantidades considerables de ADP, Ca^{++} y serotonina, que se segregaron al exterior durante la reacción de liberación (degranulacion).

1,2.4 La Hemostasia Primaria

La primera respuesta de una arteria o arteriola a una lesión es una vasoconstricción refleja (fase vascular de la hemostasia). Inmediatamente se produce una interacción entre las plaquetas, el FvW y el subendotelio vascular (fase plaquetaria). El resultado de estas interacciones, prolonga la vasoconstricción y cubre el área lesionada con una masa de plaquetas entremezcladas que se denomina tapón hemostático primario o temporal. El proceso que culmina con la formación de este tapón hemostático primario constituye la hemostasia primaria y suele ser suficiente para controlar las hemorragias ocasionadas por lesiones vasculares de tipo leve o bien de pequeños vasos.

La vasoconstricción refleja o espasmo vascular es un mecanismo que se traduce en una reducción de la luz del vaso lesionado para paliar al máximo la pérdida de sangre. Esta vasoconstricción es tan rápida que se ha propuesto así mismo la mediación de un reflejo axionico, y puede ser suficiente para obliterar totalmente la luz de arterias o arteriolas (dotadas de capas musculares bien desarrolladas) (29).

La vasoconstricción, no puede producirse en capilares, al carecer de capa muscular, ni es tampoco muy eficaz en venas de paredes delgadas. Adicionalmente el TXA2 liberado por las plaquetas activadas no solo causa una marcada agregación trombocitica sino que también ayuda a mantener la vasoconstricción (Green 1997). Sin embargo, el efecto vasoconstrictor del TXA2 es breve, puesto que su activación en la ruta plaquetaria de los eicosanoides conduce a la síntesis de PGI2, con actividad vasodilatadora (30).

No obstante, este espasmo puede prolongarse cierto tiempo, durante el cual se desencadenan los otros fenómenos de la hemostasia sin la participación de los cuales se repetiría la hemorragia. No en vano, la disminución del flujo sanguíneo que se produce mediante la vasoconstricción, favorece enormemente el contacto entre las plaquetas y la superficie endotelial del vaso dañado para facilitar la formación del tapón hemostático primario.

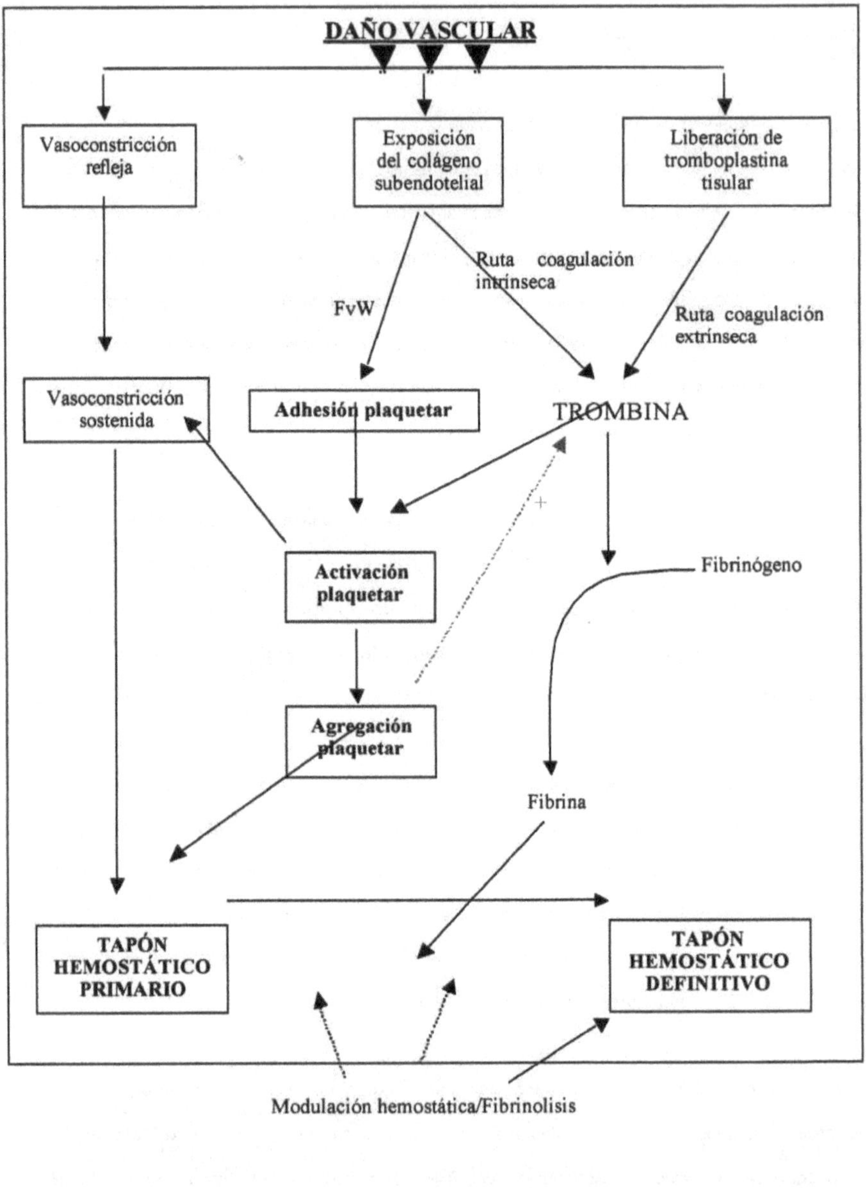

Fig. No. 3.3 Esquema General de los Hemostáticos.

La formación del tapón hemostático se inicia cuando la superficie endotelial del vaso se daña y el subendotelio, y el colágeno que contiene, queda expuesto a la sangre circulante. En ella circulan las plaquetas que tienden a adherirse sobre el área lesionada mediante una variedad de mecanismos. En la mayoría de mamíferos los principales mediadores de la adhesión plaquetaria son el FvW y el fibrinogeno, si bien otras proteínas tales como la laminina, trombospondina y vitronectina pueden también ayudar a la adhesión (32). (Figura 3.3)

El FvW es una proteína circulante (aunque también se encuentra en los gránulos plaquetares) que además de ser portadora del factor VIII (que actúa en la hemostasia secundaria o coagulación de la sangre), se une a los receptores subendoteliales y, a continuación, a los receptores glicoproteicos de las plaqeutas específicos del FvW (GPIb/IX/V y GPIIb/IIIa), iniciando así la adhesión de las mismas. El FvW se sintetiza en la célula endotelial y se almacena en unas vesículas secretoras llamadas Cuerpos Weibel-Palade. Su liberación se induce por la presencia de trombina, histamina o fibrina (31,32).

Las plaquetas circulantes no interactúan normalmente ni entre ellas ni con otras células ni con el endotelio vascular. Como ya se ha descrito, la repulsión natural entre las plaquetas y el endotelio se atribuye en parte a cargas eléctricas similares sobres sus superficies. En el caso de que exista un traumatismo, el metabolismo alterado del AA en las células endoteliales produce PGI2, de efecto vasodilatador y se opone al efecto aglutinante de plaquetas del TXA2. De este modo las funciones fisiológicas del endotelio normal promueven un aumento del flujo sanguíneo en la zona lesionada, aumentando su interacción con los factores de la coagulación. Estos forman complejos irreversibles que son barridos por el flujo sanguíneo y depurados por el hígado (32). Por su parte, cuando se producen alteraciones del endotelio, que en condiciones normales es antitrombogenico, las plaquetas se activan y se adhieren rápidamente a la superficie dañada y a su vez, las plaquetas adheridas inducirán a otras plaquetas circulantes a hacer lo mismo mediante toda una cascada de reacciones (33).

1.2.5 Activación de las plaquetas

Cuando las plaquetas se exponen a partículas o superficies extrañas (el colágeno del subendotelio dañado) o son estimuladas por agonistas (ej. Colágeno, trombina, epinefrina, ADP, serotonina, TXA2, calcio, Factor de activación plaquetaria (PAF), etc.) pierden rápidamente su forma discoide, se vuelven mas esféricas y extienden pseudopodos. Este proceso se produce mediante la alteración de la trama de filamentos de actina del citoesqueleto y se conoce como la activación de las plaquetas.

Parece ser que el contacto inicial entre la plaqueta y el subendotelio esta mediado inicialmente por la interacción entre el FvW inmovilizado y los receptores plaquetares GPIb del complejo GPIb/IX/V (que están siempre activados en las plaquetas circulantes). La forma discoide de las plaquetas inactivas se mantiene gracias a los haces circulantes). La forma discoide de las plaquetas inactivas se mantiene gracias a los haces circunferenciales de mibrotubulos situados debajo de la membrana y a una extensa red de filamentos de actina que forman el esqueleto de la membrana plaquetaria (34). Tras unirse con el FvW los haces microtubulares se despolimerizan e incrementan la polimerización de la actina, generando la formación de pseudopodos de modo que se exponen los fosfolipidos de membrana (FP3) y los receptores glicoproteicos. En las plaquetas que sufren estos cambio conformacionales se activan los receptores de la glicoproteina GPIIb/IIIa, que sirven para su unión al fibrinogeno y al FvW. El fibrinogeno actuaria formando puentes entre receptores en plaquetas adyacentes y con el subendotelio, lo que conduce a la unión de las plaquetas entre si y a la diseminación de la adhesión plaquetaria. (35). Otras substancias producidas por la célula endotelial intacta tales como la PGI2 o el ON (EDRF) son inhibidores naturales de la adhesión plaquetaria (36).

La estimulación continuada hace que las plaquetas se extiendan adoptando formas irregulares ("spread forms") en las que el citoplasma llena los pseudopodos, mientras que las organelas se concentran en el centro de la célula y los gránulos se funden con el sistema canalicular, el cual a su vez se funde con la membrana exterior, lo cual se traduce en una mayor superficie celular. Estos ajustes muestran nuevos receptores provenientes de las membranas de los gránulos fusionados (37).

Durante este proceso, los cuerpos densos y gránulos son triturados juntos (fusión y disolución) por una red de microtubulos y microfilamentos circundantes y sus contenidos son descargados por medio del sistema canalicular abierto. La contracción de las plaquetas facilita todo el proceso de manera que en 10 minutos desaparece el 70% de los gránulos y en 40 minutos el 97% (38).

El proceso bioquímico intracelular que conduce a la activación de las plaquetas se basa principalmente en la ruta de los eicosanoides y en su influencia en los niveles de Adenosin Monofosfato Ciclico (AMPc) en conjunción con el sistema vesicular que regula el nivel citoplásmico de Ca++ (39).

La ruta de los eicosanoides comienza con la activación de la fosfolipasa A2, que estimula la hidrólisis de los fosfolipidos de la membrana celular (fosfatidilcolina) y la liberación de Ácido Araquidonico (AA). El AA es el precursor de todos los eicosanoides y es el ácido graso mayoritario en la membrana celular en la plaqueta.

A excepción de la trombina y el colágeno, existe una gran variedad de respuesta a la agregación plaquetaria inducida por otros agonistas en distintas especies. Estas variaciones pueden deberse al grado de desarrollo del sistema canalicular, numero y tipo de receptores, a los agonistas en la membrana plaquetaria y a la habilidad de la plaqueta de responder al TXA2.

Sin embargo estas diferencias interespecies, determinadas "in vitro" tienen muy poca relevancia en la fisiología del animal vivo, en el que numerosos agonistas actúan conjuntamente y en presencia de diferentes concentraciones de Ca++. Aun así, estas diferencias pueden ser determinantes en la ineficacia de determinadas drogas como AINEs tales como la aspirina, que fracasarían en la reducción de la agregación plaquetaria en aquellas especies en que dicha agregación puede tener lugar a través de rutas independientes del AA (38).

Por otra parte, el AMPc se forma por acción de la adenilciclasa, que es inhibida por una variedad de antagonistas que, por tanto, provocaron la liberación de Ca++ y la contracción de la plaqueta. La elevación del nivel de Ca++ intracelular, como resultado de estímulos directos extracelulares o bien por su liberación a partir del sistema tubular denso y en algunas especies de los gránulos densos, es uno de los eventos bioquímicas críticos para la activación de la plaqueta, y ocurre en todas las especies como consecuencia de la acción de todo tipo de activadores plaquetares. El Ca++ esta directamente su concentración, inicia la cadena de reacciones de fosforilacion de proteínas de la membrana plaquetaria en la que se activan los receptores y enzimas favorecedores de la formación de trombina (40).

Las prostanglandinas (PGE1, PGD2), y principalmente la PGI2, incrementan el AMPc y suprimen la capacidad de respuesta de la plaqueta al disminuir los niveles de Ca++. La PGI2 presenta una actividad antiagregante entre 20 y 50 veces superior a las otras prostaglandinas según la especie. Si bien en las plaquetas sus niveles son moderados, en las células endoterliales constituye un metabolito mayoritario del AA y actuaría, en todas las especies, como inhibidora de la agregación plaquetaria (38). Hay que tener en cuenta que cualquier perturbación o daño a la membrana de la célula endotelial desemboca en la formación del PGI2, por lo que hay muchos agentes físicos y mediadores endogenos y exógenos que estimulan su generación. Se ha descrito que la formación de PGI2, se estimula hasta 100 veces sobre su nivel basal por la presencia de agonistas plaquetares, mediadores de la inflamación como la histamina y la bradikinina y por otros mediadores solubles del AA, como el ADP u otras substancias liberadas por plaquetas estimuladas tales como serotonina, factor de crecimiento plaquetaria, interleukina-1 y nucleotios adenina . Por otra parte, el TXA2 inhibe la acumulación de AMPc, mostrando actividad procoagulante. El equilibrio entre la acción estimuladora del AMPc de la PGI2 del endotelio vascular y la actividad inhibidora del TXA2 sobre el AMPc plaquetaria será el que a la postre regule la agregación plaquetaria (39).

Estos mismo estímulos también producen la formación endógena de ON en la célula endotelial. El ON induce la activación de ciertas protein-kinasas que hacen disminuir la concentración intracelular de Ca++ plaquetaria y se sintetiza en cantidad suficiente como para influir en el tono vascular de forma sostenida y para inhibir la reactividad plaquetaria. Así pues, mediante estímulos plaquetares que influyen sobre las síntesis del PGI2 y ON a nivel endotelial, las propias plaquetas activadas pueden iniciar el proceso de retroalimentación negativa para su propia inhibición, fenómeno que modulara la formación del tapón hemostático primario.

1.3 *Metodos de Valoración de la Hemostasia.*

1.3. 1 El tapón hemostático primario

La PGI2 ejerce su efecto a nivel local, sin entrar en la circulación de forma efectiva (concentraciones plasmáticas inferiores a 3 pg/ml), de manera que en el endotelio produce por un lado la relajación del músculo liso de la media y en el lumen evita que las plaquetas se agreguen sobre las células endotelialel. Este efecto es mediado por un aumento del AMPc tanto en músculo como en plaquetas (Vane y Botting 1991). Parece ser que su actuación se relaciona con la presencia de un receptor especifico de membrana unido a una proteína G agonista, que a su vez estimula la adenil ciclasa de la membrana plaquetaria, de modo que todas las respuestas plaquetares inducidas por la PGI2 parecen estar mediadas por la elevación al interferir en el metabolismo de los fosfolipidos, reducir la expresión del GPIIb/IIIa (lo que reduce la unión de agonistas a la membrana) y a la magnitud de la elevación del Ca++ libre en el citosol (40).

El ON actúa también como una hormona local, afectando únicamente a la zona donde se ha generado, siendo inactivado rápidamente por la hemoglobina. La producción basal de ON produce vaso dilatación al relajar la musculatura lisa de los vasos e inhibe la agregación y la adhesión plaquetaria. Existe, por tanto, un marcado sinergismo entre el efecto antiagregante de la PGI2 y bajas concentraciones de ON, de manera que ante un daño del endotelio se produciría un descenso de ON que permitiría la adhesión plaquetaria, pero la generación del PGI2 por el subendotelio continuaría inhibiendo la formación de agregados plaquetares. (Figura 3.4)

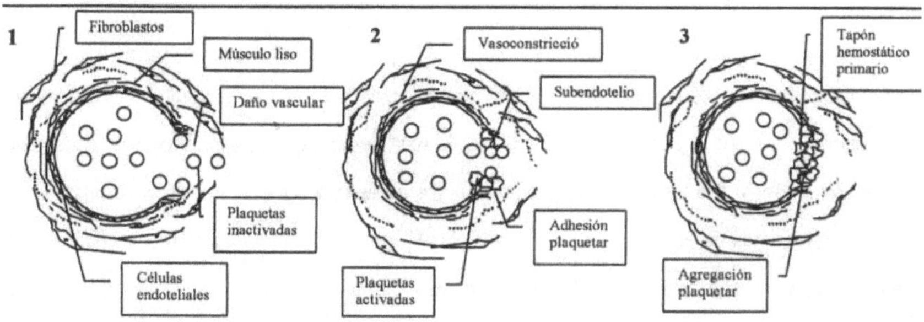

El endotelio vascular intacto se comporta como antiadherente plaquetar. Sin embargo, al producirse daño vascular las plaquetas, todavía inactivadas, entran en contacto con el colágeno del subendotelio vascular, al que tienden a adherirse por medio de diversos mediadores.

Inmediatamente se produce la vasoconstricción refleja que favorece el contacto de las plaquetas con el subendotelio y se mantiene gracias a la activación de las plaquetas, que provocará la liberación de TXA_2. En los capilares esta vasoconstricción no puede producirse al carecer de fibras musculares lisas.

Las plaquetas se adhieren al subendotelio, pierden su forma original y sufren el proceso de activación.

Favorecedores de la adhesión:

- Colágeno
- FvW
- Fibrinógeno
- Laminina
- Trombospondina
- Vitronectina
- GPIb
- Trombina
- ADP
- FP4
- TXA_2

Inhibidores:

- PGI_2
- PGE
- ON/EDRF

Las plaquetas activadas liberan el contenido de sus gránulos, que estimula a otras plaquetas a activarse. La activación de otras plaquetas hace que se acumulen y se agregen entre ellas, formando el tapón hemostático primario. Este tapón será el sustrato para la formación del coágulo en la hemostasia secundaria.

Favorecedores de la agregación:

- FvW
- GPIIb/IIIa
- Fibrinógeno
- ADP
- Ca^{++}
- Trombospondina
- TXA_2
- Epinefrina
- Serotonina

Inhibidores:

- PGI_2

Fig.No. 3.4 Esquema General del Mecanismo de la Hemostasia.

Cuando un vaso sufre daños mayores tanto el ON como la protaciclina actuarían para prevenir una agregación intraluminal de plaquetas, pero permitirían su adhesión extra-luminal, convirtiéndose en un mecanismo de defensa frente a la trombosis y la arteriosclerosis. No en vano se ha observado que con la edad, diabetes y arteriosclerosis, se produce un descenso de la capacidad de los vasos de producir PGI2, lo cual coincide con un aumento de episodios de trombosis (41). Por otra parte, la célula endotelial activada puede también suprimir la reactividad de las plaquetas incrementando la producción de ON (42).

Las plaquetas, una vez activadas, liberan el contenido de sus gránulos, incluyendo los ligantes fibrinogeno, FvW, ADP y otras sustancias (43). El ADP es un potente agente proagregante y su liberación estimula a otras plaquetas a activarse y a agregarse al tapón hemostático primario (43). Estas plaquetas, a su vez, liberaran mas ADP, generando una reacción en cadena que atraerá nuevas plaquetas al tapón. A diferencia de la reacción iniciada por el colágeno subendotelial, la agregación provocada por el ADP requiere la presencia de cationes divalentes y fibrinogeno, posiblemente también en trombina en pequeñas cantidades (12,44). Mucho inductores de la agregación plaquetaria actúan mediante la liberación de ADP plaquetaria (12,44).

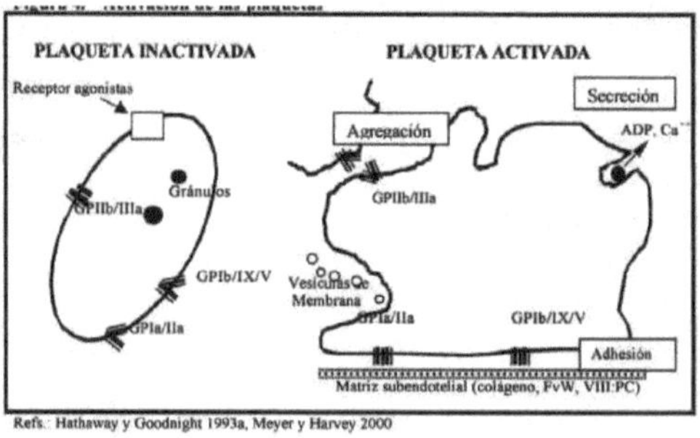

Figura. No. 3.5 Activación de las Plaquetas.

La glicoproteina GP lib/IIIa es el receptor que reconoce al fibrinogeno tras la exposición de los lugares de unión durante la fase de activación de las plaquetas. El fibrinogeno hace que puente entre receptor de plaquetas adyacente (en presencia de Ca++), aunque para la estabilización de esta unión se precisa el concurso de la trombopospondina.

Este fenomeno se denomina agregación de las plaquetas (15). De este modo, las plaquetas se adhieren al colágeno subendotelial y se agregan entre ellas, formando un tapón hemostático primario. Este tapón es efímero, con una duración de segundo o a lo sumo algunos minutos y localizado en el are de la superficie lesionada. Hasta este momento, el tapón es todavía reversible y puede disgregarse por el flujo constante de sangre que atraviesa la zona de acumulación (15,16). Sin embargo, las plaquetas agregadas contienen una variedad de factores de coagulación, que muestran un ambiente optimo para que se inicie la Hemostasia secundaria o coagulación de la sangre, que culminara con un tapón hemostático duradero (27). La agregación primaria es reversible, mientras que la agregación secundaria va acompañada de la secreción del contenido de los gránulos y es irreversible (18).

Tal y como se ha comentado anteriormente, este tapón es suficiente para controlar hemorragias producidas por lesiones de tipo leve o bien lesiones de vasos capilares. No obstante, la importancia del tapón hemostático primario reside en el mantenimiento de las funciones fisiológicas normales, sin que medie una lesión visible. En efecto, millones de células endoteliales mueren y se desprenden cada día en todo tipo de animales y, por lo tanto, dejan expuestas pequeñas áreas del subendotelio a las plaquetas circulantes.

En condiciones fisiológicas normales se forman múltiples tapones hemostáticos primario que evitan hemorragias que la muerte de estas células pudiera ocasionar (19). En casos de algún defecto de la hemostasia primaria (ej. Trombocitopenia, disfunciones plaquetares o vasculopatías), la sangre se extravasa de pequeños vasos durante unos segundos, o incluso minutos, hasta que se forma el tapón hemostático secundario. Si estas pequeñas hemorragias se producen a nivel superficial, se pueden observar petequias o equimosis. (Figura No. 3.5)

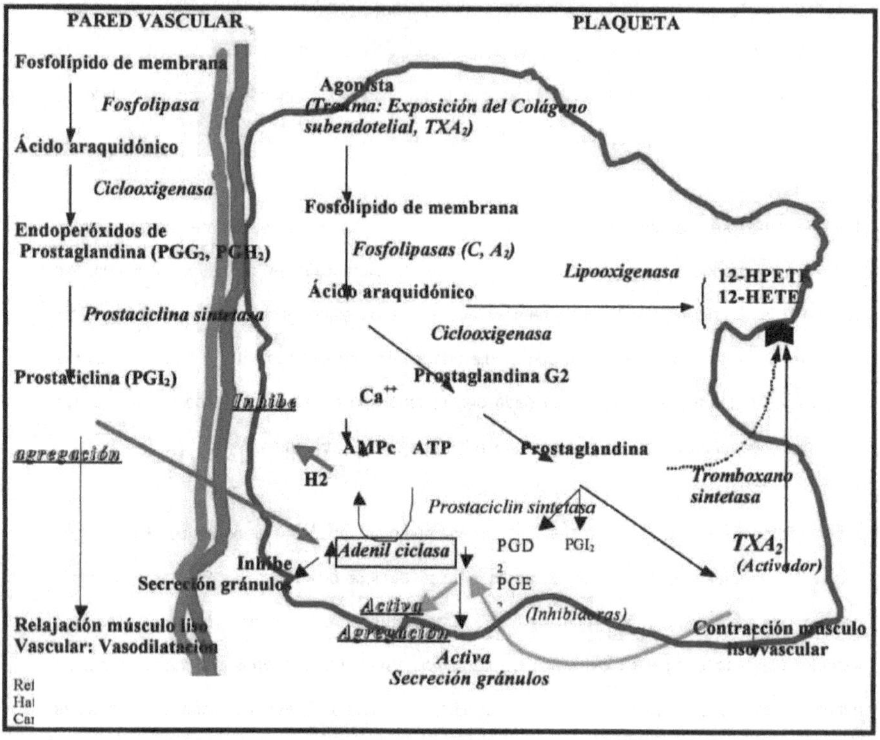

Figura No. 3.6 Activación de la plaqueta y de los sistemas de coagulación en presencia de lesión de un vaso sanguíneo.

Idealmente la reacción hemostática debe ser suficiente para limitar la hemorragia a nivel de la región lesionada aunque permitiendo una perfusion tisular adecuada, es decir, evitando la aparicion de trombosis diseminadas. Para ello, aparte de la acción de sistema fibrinolítico, el mecanismo de la hemostasia esta regulado por un gran número de reacciones limitantes normalmente impiden que se formen trombos en el interior de los vasos lesionados manteniendo de este modo el estado liquido de la sangre. Este hecho destaca la gran importancia de los inhibidores hemostáticos naturales en la modulación de la respuesta hemostática. (Figura No. 3.6)

1.3.2 Particularidades de las plaquetas

Las plaquetas humanas cuando entran en contacto con alguna superficie, tanto in vivo como in vitro, pierden su forma discoide volviéndose esféricas y extienden largos pseudopodos mientras adoptan una forma dendrítica. A medida que continua la activación pierden su forma esférica aplastándose contra la superficie, mientras que el citoplasma rellena los espacios dejados por los pseudopodos y trasformándose en una capa continua de plaquetas.

Ácido Araquidónico	El ácido graso mayoritario en la membrana celular, precursor de todos los eicosanoides	AA
Adenosin difosfatasa	Ectoenzima producida por la célula endotelial que inactiva el ADP	ADPasa
Angiotensina II	Producida por la renina induce vasoconstricción.	ATII
Bradiquinina	Vasodilatador inactivado por la célula endotelial para inducir vasoconstricción	
Complejo GPIb/IX/V	Glicoproteína rica en leucina. Receptor de la trombina y del FvW subendotelial en la adhesión plaquetar	GPIb/IX/V CD42b+CD42c/CD42a/CD42d
Elastina	Proteína adhesiva de la membrana subendotelial	
Endotelinas 1, 2, 3	Secretadas por las células endoteliales, inducen vasoconstricción. Secretadas por la estimulación de factores de coagulación y citoquinas. ON y PGI_2 la reducen.	
Endotelium Derived Relaxing Factor/ Óxido nítrico	Producido por las células endoteliales. Induce vasodilatación e inhibición de la función plaquetar	EDRF ON
Factor de Activación Plaquetar	Fosfolípido mediador de la inflamación con gran capacidad de inducir la agregación plaquetar	PAF
Factor de von Willebrand	Proteína adhesiva de la membrana subendotelial. Esencial para la adecuada adhesión plaquetar	FvW
Factor plaquetar 4	Presente en los gránulos α. Neutraliza moléculas tipo heparina	FP4
Fibronectina	Proteína adhesiva de la membrana subendotelial y de los gránulos α plaquetares. Promueve la adhesión, agregación y aglutinación plaquetar. Mediador de la reparación tisular	
Fosfolipasa A_2	Enzima que estimula la hidrólisis de los fosfolípidos y la liberación de AA	
Glicoproteína $\alpha_2\beta_1$	Integrina. Receptor plaquetar para el colágeno.	GPIa/IIa
Glicoproteína $\alpha_5\beta_1$	Integrina. Receptor plaquetar para la laminina, colágeno y fibronectina.	GPIc/IIa
Glicoproteína $\alpha_{IIb}\beta_{3a}$	Integrina. Receptor plaquetar para el fibrinógeno, ADP y FvW.	GPIIb/IIIa CD41/CD61
Glicoproteína $\alpha_v\beta_3$	Integrina. Receptor plaquetar para la vitronectina en plaquetas activadas.	
Laminina	Proteína adhesiva de la membrana subendotelial	
Prostaciclina	Prostaglandina derivada del AA. Reduce la secreción de endotelinas. Induce vasodilatación e inhibe la función plaquetar. Antagonista del TXA_2	PGI_2
Prostaglandina F_2	Prostaglandina derivada del AA	PF_2
Proteínas G o Proteínas de unión transmembranosas guanosina trifosfato.	Familia de proteínas a la que pertencen los receptores plaquetares. Incluyen Integrinas, Glicoproteínas ricas en leucina, inmunoglobulinas y selectinas.	GP ó GTP
Renina	Secretada por las células endoteliales, produce ATII que induce vasoconstricción.	
Serotonina	Vasodilatador inactivado por la célula endotelial para inducir vasoconstricción	
Trombospondina	Proteína adhesiva presente en los gránulos α plaquetares y en la membrana subendotelial	
Tromboxano A_2	Prostaglandina producida por las plaquetas y antagonista de PGI_2	TXA_2

Fig. No. 3.7 Principales factores que intervienen en la hemoglobina primaria

1.3.3. El Tapón Hemostático Secundario

La hemostasia secundaria o coagulación de la sangre consiste en el refuerzo y estabilización del tapón hemostático primario mediante la incorporación de un entramado de fibrina polimerizada en la cual quedan atrapados plaquetas y glóbulos sanguíneos. Este coagulo es insoluble e irreversible. La coagulación sanguínea culmina con la formación del tapón hemostático secundario o trombo sanguíneo, capaz de controlar hemorragias debidas a lesiones mas acentuadas, soportando además la fuerza de reperfusion sanguíneo a medida que disminuye la vasoconstricción en el área lesionada. Esta segunda fase de la hemostasia se fundamenta principalmente en el fenómeno de la coagulación sanguínea.

El mecanismo de la coagulación implica una serie compleja de reacciones en las que enzimas inactivas se activan y las activadas a su vez activan a otras que están inactivadas. En ello juegan un papel fundamental las plaquetas y los factores de coagulación, los cuales activan esta cascada de reacciones que culmina con la producción de fibrina, mediada por la trombina, la cual envuelve y estabiliza el tapón hemostático primario. El tapón hemostático primario reforzado con fibrina recibe el nombre de tapón hemostático secundario o trombo sanguíneo. A pesar de que se denominen como primario y secundario, la formación de este tapón empieza prácticamente al mismo tiempo que la agregación plaquetaria temporal (20).

Las plaquetas no solo forman el tapón hemostático temporal, también juegan un papel fundamental en la formación del coagulo. Tras la activación de las plaquetas, alguno fosfolipidos cargados negativamente migran hacia la superficie exterior de la membrana celular de la plaqueta, mientras que la fosfatidilcolina migra a la parte interior. Los fosfolipidos expuestos forman el antiguamente llamado factor plaquetaria 3 (fosfatidil serina: FP3) y actúan como lugares de unión para las proteínas de la coagulación y son necesario para la formación de trombina. En la superficie de la plaqueta se forman numerosos complejos que facilitan la formación de algunos factores de la coagulación (Ixa, Xa) y de trombina.

Las plaquetas también llevan proteína S, que acelera la conversión de la proteína C en proteína C activada (aPC) por medio del complejo trombina-trombomodulina y puede servir para limitar el crecimiento del coagulo (22).

Se han descubierto mas de 30 substancias diferentes que afectan a la coagulación de la sangre, presentes en ella y en tejidos; unas estimulando la coagulación (procoagulantes) y otras inhibiéndola (anticoagulantes). Entre ambos grupos de substancias se establece un equilibrio del cual depende que la sangre coagule o no.

La mayoría de estos factores se forman, en los hepatocitos, a excepción del factor VIII y del FWV y circulan como zimogenos inactivaos , a excepción del factor VII, que tiene cierta actividad enzimática en su estado basal. Los factores II, VII, IX y X son dependientes de la vitamina K para su activación, que es necesaria para que se unan a los receptores de calcio (22). Los factores XII, XI, X, IX, VII y trombina tienen al aminoácido serina en su sitio activo y por ende son conocidos como proteasas serina. El factor V y el factor VIII: C forman complejos con el calcio y FP3, y actúan como cofactores de la ampliación de la actividad de la cascada de coagulación (23). La interacción de los factores de coagulación para producir el coagulo se denomina "cascada de la coagulación", en la cual un factor desencadenante inicia la primera etapa y después viene la conversión seriada de otros factores. (Figura 3.7)

Los factores procoagulantes son las proteasas serina y sus cofactores, que interaccionan, normalmente con una superficie de fosfolipidos (membrana de la plaqueta o célula endotelial dañada) para forman un coagulo estable. Los mecanismos anticoagulantes o inhibidores a la coagulación, limitan y localizan la formación de tapón hemostático en el área lesionada. De no existir estos mecanismo inhibidores, se formaría un trombo cada vez mas extenso que acabaría afectando a todo el vascular. La mayoría en incluye antitrombinas y el sistema C-proteína S.

La coagulación sanguínea ocurre en tres etapas principales. En primero lugar se produce la formación de una substancia denominada activador que la protrombina cuya función es catalizar la conversión de protrombina en trombina. Finalmente, la trombina actúa como enzima para convertir el fibrinogeno en hijos de fibrina, que formaran una traja que atraiga a las paquetas e incluyendo también glóbulos rojos y plasma.

Hay dos maneras básicas, generalmente aceptadas, de iniciar la formación de activador de la protrombina: las denominadas vías Extrínseca e Intrinseca. Ambas vías se activan de forma independiente y confluyen en una vía común, si bien esta tan interrelacionadas que hay quien considera que constituyen una única vía de formación de la fibrina (24).

Por la vía extrínseca. Empieza con un traumatismo a los tejidos fuera de los vasos. La lesión vascular inicial expone el colágeno subendotelial y el factor tisular que se encuentra en la mayoría de células no endoteliales (25,30) y forma un complejo con el factor VII, dependiente del calcio. La síntesis de factor tisular puede ser inducida por la presencia de interleucina 1, TNF, insulina, interfero, endotoxinas, virus, trombina, complejos inmunes o por la presencia de moléculas de adhesión celular (36). El complejo Factor tisular VIIa convierte el factor IX en Ixa y el factor x en Xa. La activación de la vía extrínseca omite varias de las fases que si ocurren en la vía intrinseca, por lo que la formación de la trombina y fibrina ocurre mucho mas rápidamente (37).

Por la vía intrinseca: Empieza en la propia sangre, mediante la activación del factor del contacto XII en factor XIIa por el estimulo del contacto con el colágeno subendotelial (in vivo) o con alguna otra superficie irregular o con carga eléctrica negativa, como el vidrio (in vitro). Este factor XIIa posibilitaría la activación posterior de los factores XI, IX, VIII y eventualmente el X, donde concluye con la mía extrínseca.

En realidad, la coagulación de la sangre comienza por ambas vías depuse de romperse los vasos sanguíneos. Ambas vías se unen en un mecanismo común, en el punto de activación del factor X.

Este, se une al factor Va (activado por la trombina, el cual junto con calcio y protrombina forman el complejo que conduce a su vez a la activación de la protrombina y su transformación en trombina (38). La protrombina es una proteína que se forma continuamente a nivel hepático. Esta formación es dependiente de la vitamina K.

El ritmo de formación a la protrombina en trombina disponible, la cual, a su vez, es proporcional al grado de traumatismo sufrido por la pared del vaso o por la sangre. La trombina cumple un papel central en la estimulación de las reacciones plaquetarias de agregación y de coagulación, y por ende su concentración debe ser controlada para prevenir una respuesta hemostática inadecuada. En bajas concentraciones la trombina incrementa su propia producción pero en niveles mas altos las disminuye. (39). (Figura 3.9)

La trombina a su vez, activa el paso de fibrinogeno a fibrina, responsable de la formación y estabilización del coagulo. El fibrinogeno es una proteína de alto peso molecular (340000) que, en su mayor parte, se produce en el hígado. El monómero de fibrina soluble generado por la cascada de la coagulación interactúa con el FWV para facilitar una mayor incorporación de trombocitos dentro del tapón en crecimiento. Ahora, el coagulo esta formado por una malla entrelazada de hilos que fibrina polimerizada dispuestos en todas las direcciones que aprisionan dentro de ella glóbulos sanguíneos y plaquetas. La formación de fibrina no solo depende de la activación de los factores de coagulación, sino también de su fijación a receptores específicos de los trombocitos ya incorporados al tapón hemostático (40).

Las dos primeras etapas de la ruta intrínseca se desarrollan lentamente, de manera que un riesgo sanguíneo enérgico puede impedir la producción de una concentración suficiente de factor Xia para convertir el factor IX. De esta manera puede inhibirse la coagulación progresiva. Sin embargo, una vez que el factor IX sufre conversión, la serie es auto catalítica y prácticamente explosiva. Tan solo 15 ml de sangre, si se activan bien, contiene suficiente protrombina para precipitar completamente el fibrinogeno de 2500 ml de sangre en tan solo 15 segundos (41). Los iones de calcio son determinantes en el desencadenamiento de estas reacciones, por ello, los quelantes del calcio son anticoagulantes.(Figura 3.8)

Nombre	Características
Factores de contacto	
XII (Hageman factor, Glass contact factor)	Proteasa serina
HMWK (High Molecular Weight kininogen, Fitzgerald factor)	Cofactor. Forma complejos con Precalicreína y FXI
Precalicreína (Fletcher factor)	Proteasa serina. Forma complejos con HMWK
XI (Antecedente de la tromboplastina plasmática, PTA)	Proteasa serina. Forma complejos con HMWK
II (Protrombina)	Proteasa serina. Dependiente de la vitamina K.
VII (proconvertina, Factor estable)	Glicoproteína VIIa activa X y IX
IX (Componente de la tromboplastina plasmática, PTC, Factor Antihemofílico B, Christmas factor)	Glicoproteína
X (Stuart-Prower factor)	Glicoproteína proteasa serina
Otros	
I (Fibrinógeno)	Glicoproteína. Mediador de la adhesión plaquetaria.
IV (Calcio)	Cofactor
V (proacelerina, Factor lábil)	Cofactor monoenzimático activado por la trombina
VI No asignado	
III Factor tisular (TF) Tromboplastina tisular	Glicoproteína asociada a fosfolípidos
VIII:C (AHF: Factor antihemofílico A)	Forma complejos con el FvW en plasma
VIII:RAG Factor de von Willebrand (FvW)	Glicoproteína. Mediador de la adhesión plaquetaria.
XIII (Factor estabilizador de la fibrina, Laki-lorand factor)	Zimógeno para transamidasa
Factor de Activación Plaquetar (PAF)	Se produce en muchas células. Activa las plaquetas y células polimorfonucleares. Causa incremento de la permeabilidad vascular e hipotensión.

Figura. No. 3.8 .- Factores Hemostaticos Precoagulantes.

Nombre	Características
Inhibidor de la ruta del factor tisular (TFPI)	Inhibe la actividad catalítica de VIIa/TF
Proteína C	Proteasa serina, dependiente de la vitamina K inhibe FVa y VIIIa
Proteína S	Cofactor para la proteína C activada, dependiente de la vitamina K
Trombomodulina	Receptor de superficie de la célula endotelial para trombina
Antitrombina III (cofactor I de la heparina)	Glicoproteína. Forma complejos (1:1) con trombina, Xa, IXa, XIa y XIIa
Cofactor II de la heparina	Forma complejos covalentes (1:1 molar) con heparina. Inhibe trombina
Inhibidor de la esterasa C1	Inhibidor de la kalicreína, plasmina, C1 y XIIa y XIa
Inhibidor de la proteína C	Forma complejos con Prot C activada. Acelerada por la heparina.
Antitripsina-$_{1}$	Inhibe la tripsina plasmática, quimiotripsina, FXIa y proteasas tisulares, trombina, calicreína
Macroglobulina- $_{2}$	Proteína dimérica, inhibe plasmina, calicreína y trombina
Fibronectina	Matriz adhesiva de glicoproteína. Mediador de la reparación tisular
Vitronectina	Glicoproteína adhesiva. Se une a heparina, PAI-1 y aumenta T1/2
Trombospondina	Glicoproteína adhesiva. Presente en muchas células y en los gránulos de las plaquetas. Reactivo de fase aguda. T1/2=9 h
Tromboglobulina-β	Sintetizada por la rotura del factor de plaqueta 4. T1/2=100min
Factor de Plaqueta 4	Proteína catiónica. Neutraliza heparina. Inhibe la colagenasa. T1/2=20 min

Fig. No. 3.9 Factores Hemostáticos Anticoagulantes ó Inhibidores.

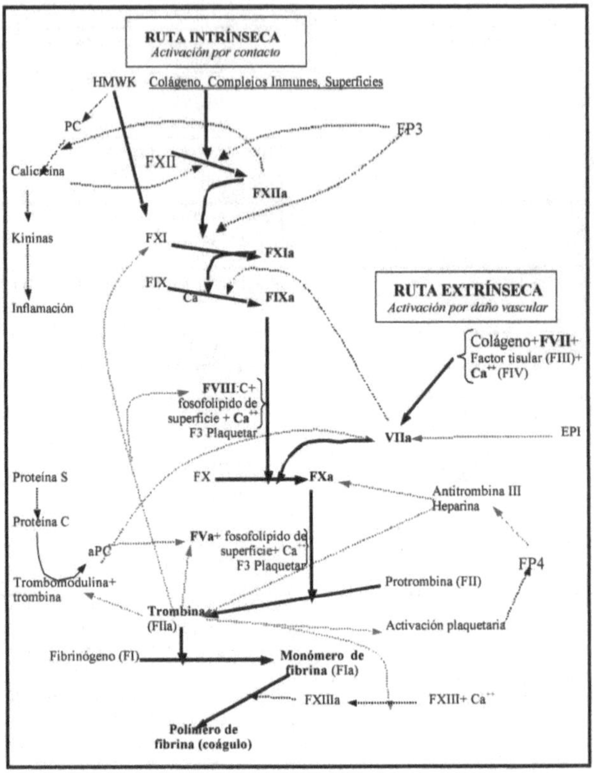

Fig. No. 3.10 Esquema del Mecanismo General de la Coagulación de la Sangre y de la modulación Hemostática

Una vez iniciada la coagulación de la sangre, normalmente un unos minutos se extiende a toda la sangre vecina. Una de las causas mas importantes de ello es la acción proteolitica de la trombina ya que le permite actuar sobre varios de los demás factores de la coagulación. Afortunadamente, esto solo ocurre si la sangre no circula porque, si existe una circulación sanguínea normal, el flujo se lleva la trombina y otros procoagulantes alejándolos tan rápidamente que no puede aumentar con rapidez suficiente para fomentar una mayor coagulación. (Figura 3.10)

El fracaso del refuerzo del tapón de fibrina puede llevar al resangrado de las heridas tiempo después del cese de la hemorragia inicial. El resangrado aparece en pacientes con mala formación del tapón hemostático debida a deficiencias hereditarias en los factores de coagulación (41,42).

1.3.4. La Fibrinolisis

La tercera de las fases de la hemostasia se basa en la actuación del sistema fibrinolitico. El sistema fibrinolitico es activado al mismo tiempo que la cascada de la coagulación y promueve la disolución gradual del coagulo sanguíneo mediante la lisis de los polímeros de fibrina. La fibrinolisis tiene lugar mediante la transformación de una substancia presente en el interior del coagulo, de fibrina, el plasminogeno, en una enzima proteolitica, la plasmita. La plasma actúa hidrolizando los polímeros de fibrina, pero también tiene la capacidad de hidrolizar fibrinogeno, FV y FVIII (40). La generación de dicha enzima esta regulada por un sistema complejo de activadores y inhibidores que controlan su acción fibrinolitica , de modo que existía un equilibrio entre la formación del coagulo y su degradación evitando, de este modo, la aparición de trombos en el interior de los vasos.

El plasminógeno tiene gran afinidad por la fibrina y se incorpora dentro del tapón hemostático a medida que esta se genera. A su vez, las células endoteliales dañadas liberan un activador tisular del plaminogeno (t-PA) que tiene una alta afinidad para unirse con el y favorecer la formación de plasmina.

La acción de la plasmina sobre el fibrinogeno y la fibrina tiene como consecuencia la formación de una variedad de Productos de Degradación de la Fibrinolisis (PDFS) cuya detección es de gran ayuda en el diagnostico de diversos estados patológicos relacionados con la hemostasia (41).

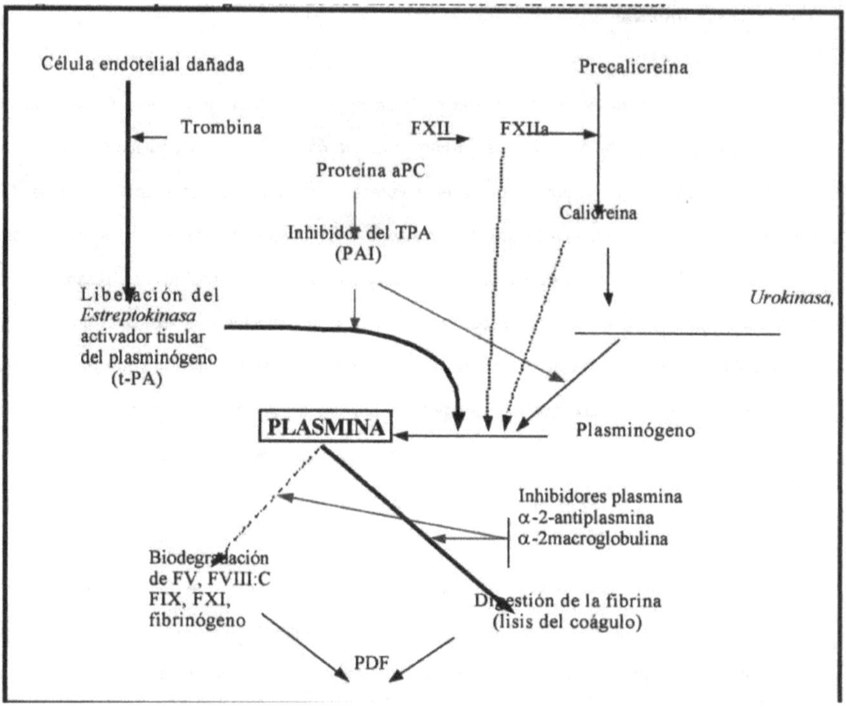

Figura No. 3.11 Factores de la fibrinólisis y de sus mecanismos.

1.4 Parámetros de valoración de la hemostasia secundaria y la fibrinolisis

El Tiempo de Protrombina (TP) y el Tiempo Tromboplastina Parcial Activada (TTPa) son los tests de grupo más utilizados. Se les llama tests de grupo (tests globales o de screening) puesto que tienen la capacidad de detectar defectos en un grupo de factores de la coagulación simultáneamente, midiendo una porción de la cascada de la coagulación.

Estos tests suelen realizarse sobre plasma citratado de forma relativamente simple y sus resultados suelen expresarse en tiempo y se comparan con unos valores de referencia dentro de un rango, que puede varias entre laboratorios (Hathaway y Goodnight 1993b). Aunque se trate de tests de grupo, al comparar los resultados de estos tests con otros adicionales como el TS o el Tiempo de Trombina (TT) en muchas ocasiones puede deducirse un diagnostico etiológico preciso de un problema hemostático (42).

1.4.1 Tiempo de Protrombina

El Tiempo de Protrombina (TP o Tiempo de Protrombina en un solo estado) es una media de la actividad coagulante de la ruta extrínseca (también de la ruta común), incluyendo los factores FII (protrombina), FV, FVII y FX. El TP no se ve afectado por defectos en la función plaquetar o de los factores intrínsecos (30).

Para obtener un TP normal deben haber niveles adecuados de los factores antes mencionados y, como mínimo, 100 mg/dl de fibrinógeno (FI) en plasma. Cuando los niveles de uno de estos factores bajan al 30% de su nivel normal, se observa un alargamiento del TP. Este test es muy sensible para alteraciones del FVII y menos para deficiencias de protrombina o fibrinógeno (32).

El TP normal en conejo es de 7-8 segundos, en perro varia entre 7 y 10 segundos y entre 9 y 13 segundos en gatos (33).

En general, cualquier alteración de la vía extrínseca se manifiesta por un alargamiento del TP pero manteniendo un nivel normal del TS y recuento de plaquetas. La mayoría de estas alteraciones son adquiridas y suelen ser debidas a intoxicaciones, tratamientos farmacológicos o enfermedades hepáticas

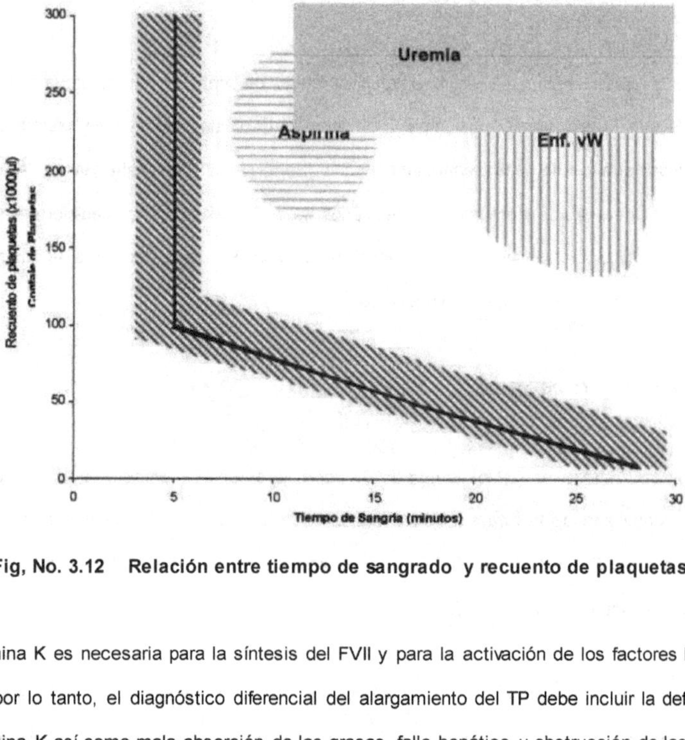

Fig, No. 3.12 Relación entre tiempo de sangrado y recuento de plaquetas.

La vitamina K es necesaria para la síntesis del FVII y para la activación de los factores II, VII, IX y X y, por lo tanto, el diagnóstico diferencial del alargamiento del TP debe incluir la deficiencia de vitamina K así como mala absorción de las grasas, fallo hepático u obstrucción de las vías

biliares, terapia con Warfarina o deficiencia de factores de la coagulación (15). En caso de deficiencias de Vitamina K estos factores se encuentran en niveles normales pero en forma inactiva (16). El test es poco sensible a la presencia de heparina y tampoco se ve afectado por trombocitipatías o trombocitopenias (17).

1.4.2. *Tiempo de Tromboplastina Parcial Activada*

El Tiempo de Tromboplastina Parcial (TTP) y el Tiempo de Tromboplastina Parcial Activada (TTPa) sirven para evaluar la ruta intrinseca (FXII, XI, IX y VIII) y común de la cascada de la coagulación. Tan sólo los factores FVII y FXII no son controlados (Hackner 1995, Angelos y Hamilton 1986).

El TTPa es de 22-38 segundos en el hombre. El TTPa es muy sensible para la detección de alteraciones en la vía intrínseca (y/o común) (18,19), particularmente deficiencias del FVIII y FIX. El TTPa no se alarga hasta que estos factores no descienden hasta el 25-30% de su valor normal, lo que parece acorde con la fisiología de los factores de coagulación en relación a situaciones clínicas (20).

Si dichos factores continuán disminuyendo, el TTPa se alarga de forma exponencial, de modo que, cuando los factores están muy bajos, un ligero aumento o descenso de los mismo puede causar grandes variaciones en el TTPa. Sin embargo, partiendo de niveles adecuados de los factores, puede producirse un considerable descenso antes de observarse cambio alguno en el TTPa (21).

En el caso de un TTPa alargado el diagnóstico diferencial debe incluir: deficiencia de FXII, FXI (hemofilia C), precalikreína, kininógeno de alto peso molecular, FIX (hemofilia B), FVIII (hemofilia A), presencia de anticoagulantes (lupus), anticuerpos a FVIII o FIX, terapia con heparina, deficiencia de FII, FV, FX, hipofibrinogenemia, disfibrinogenemia, DIC y enfermedad hepatocelular (22). Ambas formas de hemofilia se manifiestan con un alargamiento del TTPa con TP, TS y plaquetas normales. En el caso de la enfermedad de VW también se altera el TS
Este test no se ve influenciado por posibles trombocitopenias. (22).

Los defectos de la vía común de la cascada de coagulación, normalmente adquiridos, se manifiestan por un alargamiento tanto del TTPa como del TP mientras que el TS y las plaquetas permanecen normales. Esto obedece a carencias de FV, X, II, ó I (fibrinógeno).

1.4.3. Tiempo de Trombina

El Tiempo de Trombina (TT) puede usarse para detectar deficiencias cuantitativas o funcionales en el fibrinógeno. El test evalúa la reactividad del fibrinógeno a la trombina exógena mediante el tiempo que se tarda en convertir fibrinógeno en fibrina, saltando todos los pasos anteriores (23).

El TT se realiza añadiendo trombina el plasma del paciente y se mide el tiempo hasta la formación del coágulo siendo normalmente 14-21 segundos en humanos. El TT se alarga cuando los niveles de fibrinógeno descienden por debajo de 100 mg/dl (en el hombre), o por la presencia de inhibidores (heparina o productos de la degradación de la fibrina) (24). Por ello, este test es tambien de gran utilidad para el seguimiento de pacientes con anormalidades de la fibrinolisis (30).

El TT no se ve afectado por deficiencias propias de la vía íntrínseca o extrínseca (30).

1.4.4. Determinación del Fibrinógeno

El fibrinógeno (FI) tiene la concentración más alta en sangre de entre todos los factores de coagulación . La determinación cuantitativa del fibrinógeno se realiza mediante la conversión del fibrinógeno en fibrina con trombina. El coágulo de fibrina se disuelve y se agrega un reactivo sensible a la presencia de fibrinógeno. La medición de la densidad óptiva del resultante permite determinar la cantidad de fibrinógeno en sangre (35). En 180-350 mg/dl en el hombre (Karges y cols. 1994). El descenso en la concentración de fibrinogeno generalmente es indicador de su anormal formación (enfermedad hepática) o su excesivo consumo (CID). Su aumento, por el contrario, es propio de animales con procesos inflamatorios o enfermedad renal (36).

1.4.5. Productos de Degradación de la Fibrina.

Productos de Degradacion de la Fibrina (PDF) se forman cuando la plasmina actua sobre el fibrinógeno, fibrina o ambos, degradándolos en cuatro fragmentos (X, Y, D y E). Los PDF se detectan mediante anticuerpos anti-PDF y tienen una vida media de 9 a 12 horas. Su presencia induce anormalidades hemostaticas por que deteriora la formación del tapón plaquetario
El resultado en circunstancias normales es generalmente negativo (10microgramos/mililitro).

3.4. 6. Determinación de los factores específicos

La determinación especifica del PDF más importante, el fragmento D (Dimero-D), se ha propuesto como marcador de estados trombóticos o de hipercoagulabilidad en los que la fibrinolisis está también estimulada para controlar los efectos del exceso de trombina (37). En casos de CID, sin embargo, se ha observado un incremento de los PDF, debidos al estado de hipercoagulabilidad, junto a bajos niveles de dimeros-D, que indicarían un estado de hipofibrinolisis. Este cuadro es indicativo de un desequilibrio entre hipercoagulabilidad e hipofíbrinolisis que agrava fatalmente la progresión de la CID (37).

1.5 Uso de los Hemostáticos.

1.5.1. Agentes utilizados en la terapia hemostática

En la terapia de la hemostasia caben dos situaciones en las que hay que intervenir: la necesidad de evitar un exceso de coagulación que pudiera dar lugar a trombosis o bien el caso contrario, es decir, la necesidad de controlar una tendencia o exceso de hemorragia.

El tromboembolismo puede tratarse, generalmente a nivel preventivo, mediante diferentes agentes que interfieren en alguna fase de la hemostasia tales como la heparina y sus derivados, derivados cumarinicos (38), agentes fibrinoliticos (plasmina, estreptokinasa-estreptodornasa, urokinasa o t-PA) (39), inhibidores de la ciclooxigenasa como los AINEs, principalmente la aspirina (38) y diversos antagonistas de receptores plaquetares (40).

Por otra parte, el control de la hemorragia por medio de agentes terapeuticos puede ejercerse a nivel local o tópico, generalmente en el caso de intervenciones quirúrgicas, o bien a nivel sistémico para paliar defectos de la coagulación, hereditarios o adquiridos o para el mejor control postoperatorio.

1.5.2. Tratamientos hemostaticos tópicos

Hay diversas substancias que pueden ayudar al control de la hemorragia de origen capilar a nivel tópico siempre y cuando el sistema hemostático se mantenga funcional. En caso de deficiencias de la hemostasia o alteraciones de la fibrinolisis, los agentes tópicos tienen poco valor, debiendo recurrirse a transfusiones de sangre entera o de alguna de sus fracciones (Adams 1982). Como antihemorrágicos tópicos se han utilizado corrientemente substancias astringentes como el nitrato de plata o el plercloruro de hierro al 5% (41). También se ha descrito el uso de sulfato de hierro, ácido tánico, trioxido de cromio o cloruro de zinc. La actividad de estas substancias depende de la precipitación de las proteínas de la sangre y tejidos blandos, sellando asi la rotura vascular. Esta reacción puede llegar, en algunos casos, a causar un cierto daño tisular (42).

Al margen de estos astringentes, existen otras substancias de uso tópico encaminadas a proveer de una matriz artificial para facilitar la formación del tapón hemostático o bien a acelerar los procesos de coagulación, que se describen a continuación (43):

Tromboplastina: Extraída del pulmón o cerebro del conejo o bovino , se utiliza en cirugía por aplicación directa mediante spray o esponja, promoviendo así la conversión de protrombina en trombina in situ.

Trombina: Generalmente de origen bovino, se utiliza cuando hay sangrado de tejidos parenquimatosos, hueso, encías, en cirugía de la laringe, nasal o reconstructiva. También se ha utlizado en hemorragias gastrointestinales. Se aplica tópicamente como polvo o en solución o bien en combinacioin con esponjas de gelatina. Nunca debe administrase parenteralmente.

Fibrinogeno: De origen humano, se suele utilizar sobre mucosas erosionadas o bien de forma sistemica para restaurar las concentraciones fisiológicas normales tras hemorragias masivas o en hipofibrinogenemia. Para su efectiva conversión en fibrina es necesario que existan niveles suficientes de trombina.

Espuma de fibrina: Es un material esponjoso preparado a partir de fibrinógeno humano que se utiliza directamente, con cierta presión, sobre la zona hemorrágica para evitar la pérdida de sangre.

Esponja de gelatina: Es una esponja de gelatina que absorbe sangre entera hasta varias veces su peso. Se utiliza primordialmente para el sangrado capilar o venoso. Suele estar impregnada de trombina bovina y se deja en el área hemorrágica tras el cierre de heridas quirúrgicas, donde se reabsorbe en pocas semanas.

Celulosa (Oxidized): Es un tipo especial de gasa quirúrgica que ayuda a la coagulación mediante la interacción entre la hemoglobina y el ácido celulósico. Cuando interacciona con la sangre y los fluidos facilita la formación de una matriz gomosa para la formación del coágulo.

Es un remedio temporal que no debe dejarse permanentemente al interferir con la regeneración ósea y la reepitelización.

Colágeno microcristalino: Se usa sólo a nivel experimental adhiriéndose rápidamente a las superficies húmedas y siendo reabsorbido en unas 6 semanas. Es efectivo en deficiencias de factores de la coagulación o en pacientes heparinizados, pero menos en trombocitopenias. Tiene buena eficacia en anastomosis venoarteriales o cirugía del bazo o hígado.

Epinefrina y norepinefrina: En su aplicación tópica, producen una vasoconstricción inmediata. Aunque transitoria, esta vasoconstricción puede ser suficiente para el control del sangrado del pequeños vasos.

1.5.3. Tratamientos hemostáticos sistémicos

En pacientes humanos con trombocitopenia o disfunciones plaquetares, en lo que es frecuente un sangrado excesivo tras cualquier trauma menor, hemartrosis, hematomas, hematuria e incluso hemorragias gastrointestinales o en mucosas o piel, esta indicada la transfusión de concentrado de plaquetas, obtenidas por centrifugación a partir de sangre de uno o varios donantes (33).

Cuando ocurre una deficiencia en uno o varios factores de la coagulación (II, V, VII, VIII, IX, X, XI o XIII) o en el curso de CID, también se ha recurrido a la administración de plasma congelado (Fresh Frozen Plasma) o de sangre entera. Como en el caso de otros componentes sanguíneos, la transfusión de sangre entera o de plasma siempre con lleva a un cierto riesgo de transmisión de enfermedades víricas o de reacciones inmunes por lo que siempre que se encuentre disponible es mas segura la administración de concentradores del factor específico deficiente.

Cuando el plasma se descongela, se produce una fracción de proteína plasmática insoluble que contiene elevadas cantidades de factor VIII y fibrinógeno denominada crioprecipitado. Esta fracción se utliiza corrientemente para el tratamiento de defectos cuantitativos y/o cualitativos, del factor VIII, que pueden darse en caso de hemofilia A o enfermedad de vW. La adrenalina, epinefrina o en ejercicio intenso también han resultado en mejoras temporales de la coagulación en estos pacientes al aumentar los niveles del factor VIII. Para tratamientos más específicos y exentos de otros riesgos, en humanos se utlilizan concentrados de factor VIII, IX y FvW, si bien tambien se ha descrito la adminitración de concentrados específicos de diversos factores como II, VII, X, XI, XIII (34).

El salicilato de carbazocromo es una sal soluble de adrenocromo, un producto de oxidación de la epinefrina, se ha utilizado en animales para el control de la hemorragia pre o post-opertatoria con una efectividad cuestionada. En pacientes humanos se ha utilizado la monosemicarbazona adenocromo a partir de la década de los 40, si bien su eficacia no llegó a establecerse con claridad (35).

El sulfato de protramina es una proteína de bajo peso molecular que se encuentra en el esperma de algunos peces. Se combina con la heparina formando una sal estable que inactiva sus efectos anticoagulantes, si bien también tiene algún efecto anticoagulante por sí mismo. Su uso se limita frente a hemorragias causadas por el propio uso de la heparina.

Más recientemente se ha utilizado, en humanos, la terapia con la hormona antidiurética vasopresina, L-arginina vasopresina (ADH), o su análogo sintetico 1-desamino-8-d-arginina vasopresina (DDAVP o desmopresina) (36). La DDAVP muestra una buena eficacia durante 6-24 horas, sin riesgo de transmisión de enfermedades y con poca incidencia sobre la presión arterial, vasoconstricción o actividad peristáltica intestinal o uterina. Tanto DDAVP como ADH tienen la propiedad de aumentar los niveles circulantes de FVIII:C y FvW y son efectivos en el tratamiento de la hemorragia en pacientes con alteraciones leves o moderadas debidas a defectos funcionales de las plaquetas, desórdenes hemorrágicos relacionados con uremia, cirrosis hepática, hemofilia moderada, enfermedad de vW, trombocitopenia, asi como en pacientes bajo cirugía mayor (37).

Su administración acorta el TS tanto en pacientes enfermos como sanos, por lo que muestra un gran potencial para la prevención de la hemorragia en pacientes con hemostasia normal que vayan a someterse a cirugía mayor (37). Asi mismo, su administración conjunta con etamsilato ha demostrado cierta sinergia frente a diversos procesos (37).

Los agentes antifibrinoliticos inhiben la plasmina y al activador de enzimas fibrinoliticos tPA (tissue plasminogen activador) y se han demostrado como eficaces en el tratamiento de estados de fibrinolisis sistémica (hereditarios o consecuencia de tratamientos trombolíticos) o local (sangrado gastrointestinal, vías respiratorias altas, aparato genitourinario, etc.) y también en la prevención del sangrado postoperatorio en diversos estudios, especialmente en cirugía cardíaca, reduciendo como resultado la necesidad de transfusiones en pacientes humanos.

Las diferencias de eficacia entre ellos no están claramente demostradas y su seguridad en cuanto a la posibilidad de complicaciones de origen trombótico ha sido a veces cuestionada, originando una cierta controversia al respecto. Los principales agentes de este tipo son la aprotinina, epsilonacido aminocaproico y el acido tranexamico (38)

La aprotinina (Trasylol) es un inhibidor inespecifico de la proteasa serica, derivado del pulmón bovino, con actividad anti-fibrinolitica. Su mecanismo de accion parece ser a través de la inhibición de la fibrinolisis y favorecimiento de la adhesión plaquetar, aunque sin efectos sobre la agregación. A bajas dosis ha demostrado reducir la pérdida de sangre durante operaciones cardiácas en humanos, incluso en pacientes que tomaron aspirina previamente a la intervención .En recientes estudios ha demostrado su eficacia administrada en el post-opertaorio: Tras el tratamiento, los pacientes que recibieron aprotinina sangraron menos, mostraron niveles superiores de hemoglobina y mostraron mayor expresión de GPIb, niveles de fibrinógeno y actividad de FvW plaquetar asi como disminución en la actividad y antígeno tPA.

Sin embargo, no influyo en la agregación plaquetar, FvW plasmático o el recuento de plaquetas. En un estudio de su eficacia en transplantes de higado en humanos se demostró la reducción de la pérdidad de sangre periopertatoria en porcentajes de entre 44 y 60% sin observarse un aumento de la incidencia de fenómenos tromboembólicos (39).

Langdown y cols. (2000) no lograron demostrar su eficacia en la reducción del sangrado durante las artroplastias. También ha demostrado su eficacia frente al shock hemorragico siendo frecuentemente usado en combinación con el ácido tranexámico (39).

El ácido tranexámico es un agente antifibrinolítico que inhibe competitivamente la conversión de plasminógeno en plasmina. Se ha demostrado una eficacia similar a la aprotinina en la reducción del sangrado en cirugía coronaria. También es eficaz en intervenciones de transplantes de hígado. Sin embargo, no pudo demostrarse su eficacia en la prevención de la hemorragia peri-intraventricular en neonatos prematuros (39).

Su principal indicación es la prevención del exceso de sangrado tras la tonsilectomía, cirugía protática y la menorragia así como otras intervenciones y patologías que cursan con exceso de hemorragia. Sus principales efectos secundarios son naúseas y diarrea (40).

También el ácido mefenámico ha demostrado su capacidad para reducir las pérdidas de sangre durante la menstruación (41) y una eficacia similar a la aprotinina en la reducción del sangrado en cirugía cardíaca (42).

El ácido aminocaproico ha demostrado poseer similar eficacia a la aprotinina o al ácido tranexámico en la reducción del sangrado postoperatorio en cirugía cardíaca en humanos (42), si bien algunos autores reportan menor eficacia que otros agentes antifibrinolíticos (42).

1.6 Etamsilato

1.6.1 Introducción

El etamsilato (también conocido como Ciclonamina, Dicinona, 141-E, o dihidroxi.1, 4-bencenosulfonato-3 de dietilamina) es un fármaco de la familia de los becenosulfonatos, derivado de la ciclodiexodienolona, que ha sido usado en distintos países como hemostatico en la clínica humana y posteriormente en clínica veterinaria a lo largo de aproximadamente 30 años.

El producto comercializado para su uso en personas, está indicado para la "prevencion y tratamiento de las hemorragias, en cirugía y de las hemorragias medicas pulmonares, digestivas, renales, ginecológicas, etc., asi como para la prevencion y tratamiento de las alteraciones vasculares (fragilidad y permeabilidad aumentadas) sin describirse ningun tipo de contraindicacion o efecto secundario. Asi mismo, de acuerdo con la bibliografía existente, como son la reducción del sangrado de heridas, en la prevención de hemorragias intraventriculares en neonatos prematuros, frente a menorragias menstruales y en la reducción del sangrado postoperatorio. Asi mismo, la actividad hemostática del etamsilato ha sido reiteradamente demostrada mediante la reducción del TS en especies de laboratorio y en el hombre (31).

1.6.2. Descripción y caracterización

El etamsilato, en su forma pura, se presenta como un polvo blanco, cristalino, inodoro e insípido, muy soluble en agua, soluble en etanol e insoluble en éter (coeficiente de partición lípidos/agua 0.1). En el organismo se encuentra principalmente en su forma ionizada a cualquier pH. Su fórmula empírica es C10H17NO5S, con un peso molecular de 263.33. Su formula desarrollada es la siguiente (32) (Figura 3.13)

Para la especie humana se encuentra en forma de comprimidos orales o en forma de solucion inyectable.

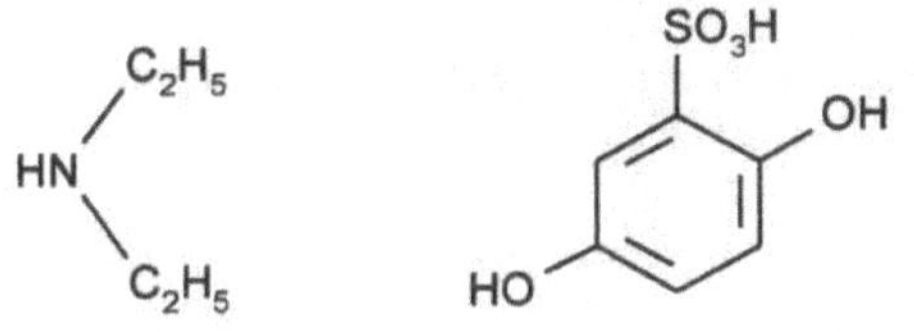

Figura. No. 3.13 Fórmula del Etamsilato es $C_{10}H_{17}NO_5S$

1.6.3. Mecanismo de acción

Según se ha descrito, el etamsilato presenta tres tipos de acciones: hemostática, angioprotectora y antiinflamatoria. A continuación se describen los trabajos que han profundizado en los mecanismos responsables de estas acciones del etamsilato.

1.6.4. Accion hemostatica del etamsilato

Esteve y cols. Demostraron ya en 1959 que la administración de etamsilato acorta el TS sin producir alteración alguna en el tiempo de protombina. En 1960 Esteve y cols. observaron que el etamsilato contrarresta el alargamiento del TS producido por el salicilato sódico, mientras que no tiene efecto alguno sobre la acción ejercida por la heparina.

En posteriores investigaciones, Laporte (1964) y Esteve y Laporte (1965) demostraron que la acción del dextrano sobre las plaquetas se contrarresta mediante la administración previa de etamsilato, pero no si la administración se realiza en orden inverso. Por otra parte Gaillez (1966) demostró que era necesaria una cantidad mínima de plaquetas en sangre para que el etamsilato ejerciera su efecto, por lo que en caso de trombopatías severas podría no ser de utilidad.

Estos trabajos, junto con los estudios fotométricos in vitro llevados a cabo por Raby y Coupier (1965), Cañadell (1966) y Cornet (1969) condujeron a pensar que el efecto del etamsilato debía producirse sobre la hemostasia primaria, sin modificación del numero de plaquetas.

Estos autores constataron que la actividad del etamsilato a 37°C es mucho menor que a temperatura inferiores (30°c), que son las que pueden encontrarse en caso de hemorragias externas y tambien en muchos casos de cirugía, Según los autores, ello podria tambien explicar poque el etamsilato no induce trombosis en la circulación sistémica y sí en caso de heridas externas. Esta teoría no ha tenido mayor repercusión en publicaciones posteriores.

Otros autores estudiaron el efecto del etamsilato sobre la formación de tromboplastina y sobre las plaquetas en pacientes humanos. Sorpendentemente, el tiempo de coagulación obtenido por el test de la trombolplastina se redujo significativamente, si bien su efecto fue efimero. Los autores concluyen que el etamsilato acelera la formación de tromboplastina intrinseca, pero no aumenta la cantidad total formada.

Esta observación contradice lo observado por otros autores y que ha sido descrito anteriormente ya que implica una acción sobre la coagulación de la sangre mas alla de la hemostasia primaria. Este fenómeno no ha sido confirmado en la bibliografía publicada posteriormente. Por otra parte, los ligeros aumentos en la adhesividad y agregación plaquetaria no alcanzaron significación estadística.

Al parecer, según estos autores, los efectos sobre la adhesividad y agregación plaquetar solo se evidenciarían en plaquetas con deficiencias de coagulación y no en plaquetas normales.

Estudios tanto "in vivo" como "in vitro" la accion del etamsilato sobre la agregación plaquetar y observaron un aumento en el numero de plaquetas y una aceleración en la agregación así como una disminución en el tiempo de sangrado. Mediante estudios turbidométricos y de microscopía electronica, también observaron la inducción de la agregación plaquetar in vitro de plaquetas humanas producida por el etamsilato, si bien postulan que el mecanismo de acción responsable de la agregación inducida por el etamsilato es diferente al inducido por otros compuestos como el ADP, trombina, colágeno o FP-3. Sin embargo, la agregación fue de pequeños grupos de plaquetas y no fue acompañada de formación de pseudopodos tal como induce el ADP, de manera que no se produjeron modificaciones en la superficie externa de las plaquetas y la distribución interna de sus gránulos.

La agregación inducida por el etamsilato no se vió influida por inhibidores de la agregación por ADP tan potentes como la adenosina o el AMP. Según estos autores la aspirina tampoco inhibe la agregación inducida por etamsilato. Por otra parte, la presencia de Calcio y fibrinógeno no es indispensable para la acción del etamsilato, pero sí que la potencian en intensidad y velocidad de agregación plaquetar.

En base a estos resultados, los autores propusieron un mecanismo de acción del etamsilato relacionado con la inducción de cambio electrostáticos en la membrana plaquetar. Por su parte, Sack y Cerutty (1973) propusieron que el etamsilato podria actuar, al igual que la macromoléculas cargadas, mediante su adhesión a la membrana plaquetar cargada negativamente, reduciendo dicha carga (y por tanto su fuerza repulsiva) y formando puentes entre plaquetas adyacentes.

1.6.5 Aumento de la resistencia capilar ó acción angioprotectora y disminución de la permeabilidad capilar.

Se ha observado un aumento de la adhesión plaquetar y un moderado incremento en la agregación máxima inducida por colágeno o epinefrina en pacientes humanos tras la administración de dosis altas de etamsilato. En un intento de descifrar su mecanismo de acción el autor propone una acción directa sobre el vaso sanguíneo, sobre la membrana plaquetar o una inhibición de la PGI2. Por su parte, Okuma y cols. (1982) demostraron que el etamsilato incrementa la agregación plaquetar inducida "in vitro" por el AA y el colageno ademas de facilitar la liberación de ATP, si bien no produjo ningún efecto sobre la agregación producida por el ADP o la epinefrina.

Los autores confirmaron que este efecto se conseguiria por un mecanismo independiente de la inhibición de la ciclooxigenasa plaquetar y que podria involucrar al calcio y a cambios en los receptores de TXA2 a nivel de la membrana plaquetar. Por otra parte, según Hutton y cols. Demostraron que el etamsilato no produce ningún efecto en los estudios de agregación plaquetar inducida por ADP, adrenalina o colágeno ni sobre los niveles plasmáticos de plasminógeno, alfa2-antiplasmina ni fibronectina. Esots autores también concluyen que el etamsilato no actua mediante la inhibición de la ciclooxigenasa plaquetar ni previene la acetilacion provocada en este enzima por la aspirina. Tampoco actuaria en la fibrinolisis ni sobre la fibronectina, sino que es más probable que inhiba la acción de prostaglandinas vasodilatadores como PGF2 y PGI.

En efecto, investigaciones subsiguientes han podido demostrar que el etamsilato inhibe la síntesis de PGI2, producto resultante de la transformación del AA en la pared vascular y que posee una potente acción vasodilatadora, antiadhesiva plaquetaria y antiagregante plaquetaria.

La inhibición de la síntesis de PGI2 facilitaría, por consiguiente, la adhesión plaquetaria, aumentando en último término la velocidad de formación del tapón hemostático primario.
Parece ser que en el caso del etamsilato el mecanismo de inhibición de la síntesis de prostaglandinas no tiene lugar, como ocurre con la aspirina y otros AINEs, a nivel de la ciclooxigenasa, sino que actuaria en un siguiente paso a nivel de las enzimas endoperoxido reductasa, endoperoxido isomerasa, prostaciclin sintetasa y tramboxano sintetasa, dando lugar a una reduccion en la síntesis de PGF2, PGE2, PGI2 y TXA2 respectivamente .

Como se ha comentado anteriormente, el TXA2 presenta un efecto completamente contraio al de la PGI2 en la fase de agregación plaquetar. El TXA es liberado por las plaquetas tras su activacion e induce la activación y agregación de otras plaquetas circundantes. Por tanto, el efecto competidor de la PGI y el TXA solo tiene lugar en la fase de agregación. En condiciones normales existe un equilibrio entre los efectos de ambas substancias que permite la localizacion del coagulo sanguineo en la zona lesionada asegurando al mismo tiempo la fluidez normal de la sangre en el resto del vaso sanguineo.

Por lo tanto, la inhibición de la PGI por parte del etamsilato permitiria al TXA ejercer su accion vasoconstrictora e inductora de la agregación plaquetaria sin ningun tipo de limitante. Este fenómeno romperia el equilibrio antes mencionado, pudiendo perjudicar el correcto desenlace de la hemostasia al contribuir a la posible formación de trombos. Sin embargo, se ha demostrado que el etamsilato no es trombogénico e incluso, según algunos autores, se podría considerar como un inhibidor de la hiperagreacion plaquetar (33).

Asi al confirmar que el etamsilato no sólo inhibe la biosíntesis de PGI sino tambien la de TXA permitiendo mantener el equilibrio entre ellos, permiten compatibilizar el modo de acción propuesto con la seguridad observada durante el uso clinico del etamsilato.

Hay que destacar que, en las conclusiones de los estudios mencionados, tiene una gran incidencia el método utilizado y las condiciones experimentales de cada estudio, no siempre bien descritas, y que podríran justificar le hecho de que algunos autores observen efecto del etamsilato sobre las plaquetas circulantes .

Por otra parte, tal como se describirá más adelante, algunos autores han observado efecto antihemorrágico del etamsilato en pacientes sanos mientras que otros sólo lo han podido comprobar en pacientes con algún tipo de caoagulopatía.

A pesar de ello, actualmente parece demostrado que el etamsilato ejerce su acción hemostática en la fase parietal del fenómeno de la hemostasia, es decir, cuando se produce el contacto inicial y posterior interacción entre los vasos sanguíneos dañados con las plaquetas, antes de la posterior formación del tapón hemostático secundario o coágulo. Si bien la teoría de la inhibición de la PGI es la que mas ha sido investigada a lo largo de los años, las referencias bibliogracias publicadas en la decada de los noventa remarcan el hecho de que el mecanismo de accion del etamsilato como hemostático aún no ha sido descrito con suficiente precisión

Se ha descrito que el etamsilato presenta una acción angioprotectora mediante la estabilización de las paredes vasculares. El etamsilato causaría la polimerización de uno de los componentes mayoritarios de la membrana basal de los capilares una mayor integridad y resistencia.

De este modo se ha descrito que previene la rotura espontánea de capilares en aquellos procesos patológicos que curse con lesión o debilitación capilar. Junto a este fenómeno tambien se ha descrito su acción sobre la disminución de la permeabilidad.
Se observó que el etamsilato, administrado 1,5 horas previas a la administración de la histamina, reduce la permeabilidad vascular siendo este efecto duradero y proporcional a la dosis administrada (DE: 125 mg/kg)

1.6.6. Actividad antiinflamatoria de etamsilato.

Dado que, tal como se ha descrito, se ha demostrado que el etamsilato reduce la síntesis de prostaglandina, como posible acción antiinflamatoria
Los resultados mostraron cierta acción antiinflamatoria del etamsilato con un efecto máximo similar al de la indometacina, aunque parece ser 25 veces menos potente. Para el estudio se emplearon ratas a las que se administró etamsilato, indometacina o substancia control y se calculó el volumen de edema. En todas las dosis de etamsilato se redujo el edema de forma significativa 1h después de la administración de carragenina, siendo un efecto dosis-dependiente y alcanzándose el efecto máximo a los 250 mg/kg. Cuando se administraron conjuntamente etamsilato e indometacina no mostraron acción sinérgica, ni siquiera aditiva, lo que sugiere que su mecanismo de acción es diferente y no actúan de igual modo sobre la cadena de la inflamación.

1.6.7. Metabolismo del etamsilato.

Los estudios de farmacocinética realizados con etamsilato no son tan numerosos como los que se han realizado para esclarecer sus acciones farmacológicas. No obstante, todos los estudios publicados tanto en la especie humana como en animales de laboratorio reflejan un comportamiento farmacocinética similar, es decir, ausencia de metabolización y rápida eliminación por vía renal en forma de etamsilato inalterado.

1.6.8. Farmacocinética del etamsilato en el hombre.

En un estudio desarrollado a 10 voluntarios sanos recibieron una dosis oral de 500 mg de etamsilato (dosis media administrada de 8,3 mg/kg). Tres de estos voluntario recibieron posteriormente una dosis IV de 500 mg y otros tres la misma dosis vía IM. Se procedió a la recogida de muestras de sangre y orina a distintos intervalo de tiempo hasta las 72h tras la administración y se determinaron los niveles de etamsilato en plasma y orina.

Por vía oral el descenso de los niveles plasmáticos fue más lento debido al retraso de la absorción del fármaco a nivel intestinal. El área bajo la curva (AUC) para la administración oral e IM fue muy similar a la obtenida para la vía IV, indicando que la absorción fue prácticamente completa (biodisponibilidad entorno al 100%). distribuiría poco a tejidos, y que mostrara una débil unión a las proteínas plasmáticas. (Fig 3.14)

La excreción urinaria de etamsilato fue mayor al 80% de la dosis a las 72 h después de las administraciones IV e I.M., mientras que tras la administración oral se recuperó el 75%, lo cual confirma que la droga tiene una alta biodisponibilidad. Al igual que en las especies de laboratorio, no hubo evidencia de ningún metabolito en orina.

Por otra parte, tras la administración oral de 500 mg no consiguió alcanzar niveles plasmáticos o fetales adecuados en cinco mujeres parturientas

Sin embargo, la misma dosis administrada por vía intramuscular a 7 madres consiguió dosis terapéuticas en el cordón umbilical, lo que puede ser de utilidad para la prevención "intraparto" de la hemorragia intraventricular en neonatos inmaduros. (Fig. 3.15)

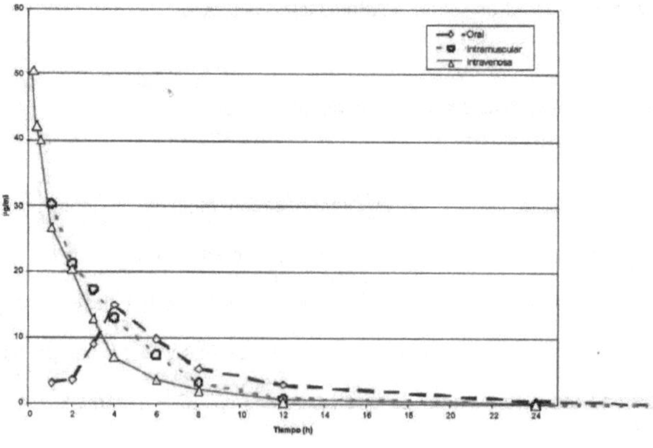

Figura No. 3.14 Farmacocinética del Etamsilato en el Hombre cuando se administra por diferentes vías.

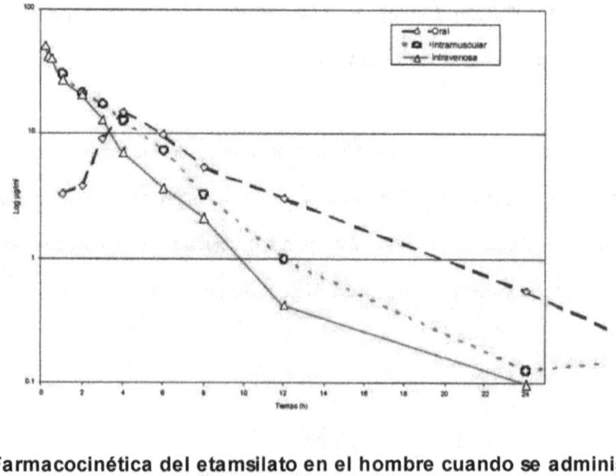

Figura No. 3.15 Farmacocinética del etamsilato en el hombre cuando se administra por diferentes vías.

1.6.9. Toxicidad y tolerancia

El etamsilato se caracteriza por ser una molécula de muy baja toxicidad y con un gran margen de tolerancia además, su extensa utilización tanto en medicina humana como veterinaria durante más de 30 años, así como la baja casuística de toxicidad o intolerancia debido a su utilización, confirman su buen perfil de seguridad.

Sin embargo, no se ha descrito en la literatura científica ningún dato experimental que permita confirmar su buena tolerancia para muchas de sus especies de destino

Estudios de tolerancia en perros a los que se les administró por sonda dosis de 10 y 100 mg/kg durante 90 días (3 meses). Todos ellos presentaron un aspecto y comportamiento normales durante la experiencia y no se produjo ninguna muerte. A dosis tan altas como de 1000 mg/kg se observaron vómitos y salivación en todos los perros tras las administraciones de los primeros días.

Sin embargo, no se observaron cambios en el peso corporal y el consumo de comida no sufrió variación alguna. Los estudios hematológicos (recuento de eritrocitos, recuento de leucocitos, hemoglobina, hematocrito y recuento diferencial), de parámetros bioquímicos en sangre (nitrógeno ureico sérico, glucosa sérica, fosfatasa alcalina sérica, AST, fibrinógeno, proteínas totales y componentes proteicos del suero y excreción de bromosulftaleina) y parámetros indicadores de la coagulación (tiempo de protrombina y tiempo de coagulación), así como los análisis de orina, no pudieron revelar cambio alguno atribuible a la medicación con etamsilato a esta dosis.

El recuento de plaquetas presentó cierta variación, si bien no se observaron diferencias respecto al grupo control. Las presiones arteriales sistólicas y diastólicas, presión arterial media y frecuencia cardíaca no mostraron variaciones a ninguna dosis respecto a los grupos control.

La media de los pesos orgánicos fue similar en perros tratados y en controles. En cuanto al examen anatomopatológico no se apreciaron alteraciones macroscópicas o microscópicas en los perros tratados.

Dado que el etamsilato se utiliza frecuentemente en problemas obstétricos, es de interés saber su posible influencia en el desarrollo fetal o en las hembras gestantes. En este sentido, un completo estudio de teratogénesis llevado a cabo sobre hembras preñadas de ratas Wistar, ratón Swiss albino y conejo se demuestra que el etamsilato es bien tolerado en estas tres especies.

No se da mortalidad en las madres, la gestación evoluciona satisfactoriamente y el desarrollo fetal no sufre ningún tipo de perturbación. A dosis realmente elevadas de unas 35 veces superiores a la dosis terapéutica (300 mg/kg) no se observó aumento en el número de abortos o reabsorciones fetales. En las tres especies estudiadas el desarrollo fetal fue normal.

No existe ningún dato de carcinogénesis respecto al etamsilato, no obstante el hecho de que no tenga potencial mutagénico hace pensar que tampoco será carcinogénico. En el hombre se ha comprobado su alta tolerancia y que no afecta al mecanismo normal de la coagulación.

Su administración no altera significativamente el tiempo de protrombina, fibrinolisis, cantidad o función plaquetaria, hemograma, fórmula leucocitaria, concentración de proteínas plasmáticas, fibrinógeno ni la presión arterial.

Se ha descrito un aumento del 18,4% en el número de plaquetas tras administrar 500 mg IM de etamsilato en 15 voluntarios, que en algún caso llegó a ser hasta del 50%. Los aumentos en el número de plaquetas llegaron a ser de 26% una hora tras la administración IV de 750 mg y del 42% a las dos horas .(Fig. 3.16)

Sin embargo, estas diferencias no se detectarían transcurridas 24 h. Los autores proponen, dada la rapidez con que este fenómeno ocurre, que se debe a una movilización de trombocitos.

Las únicas referencias de signos de intolerancia en el hombre tan sólo describen la aparición de nauseas, cefaleas y irritación dérmica así como hipotensión transitoria tras la administración intravenosa. Sin embargo, no constan los datos de la frecuencia de aparición de estas reacciones ni las dosis administradas.

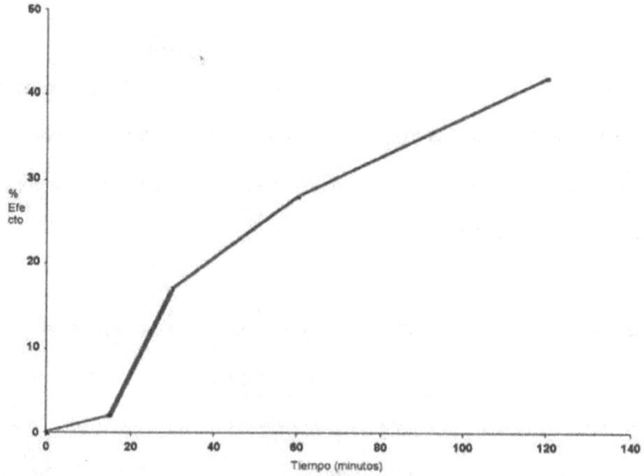

Figura No. 3.16 Aumento medio del número de plaquetas circulantes tras la administración intravenosa de 750 mg de etamsilato en pacientes humanos.

1.6.1.0. Eficacia clínica del etamsilato

La evaluación del etamsilato como antihemorrágico para uso durante la cirugía presenta notables dificultades, puesto que la diversidad de intervenciones y de patologías genera una gran variabilidad en las pérdidas de sangre cuya medición dificulta mucho las pruebas clínicas utilizando pacientes reales.

Por ello, muchos estudios han intentado utilizar métodos un tanto alejados de la práctica clínica habitual pero más objetivadles tanto en animales como en el hombre, como la provocación de una hemorragia artificial estandarizada en unas condiciones rigurosas de reproducibilidad. A pesar de no existir una garantía de extrapolación de la eficacia demostrada siguiendo estos métodos a la cirugía real, la comparación de los resultados registrados entre los tratados y los no tratados permite determinar cuantitativa y objetivamente la influencia del hemostático (34)

En estudios realizados en conejos albinos a los que se les practicó la determinación del tiempo de sangrado.

El etamsilato se administró tanto vía IV como IM a diferentes dosis. En una primera serie de ensayos se procedió a verificar la influencia de la vía de administración sobre los efectos obtenidos y en una segunda serie se estudiaron los efectos ejercidos por distintas dosis de etamsilato a diferentes tiempos tras su administración.

Los resultados demostraron que el efecto conseguido tras la administración por vía IV el producto viene a resultar casi tres veces más activo durante la primera hora tras su administración, fenómeno que podría explicarse por las diferentes características farmacocinéticas de ambas vías al encontrarse todo el producto en sangre desde su aplicación IV mientras que la aplicación IM requiere un tiempo adicional para completar su absorción desde el punto de inyección.

Asimismo, se observa que los efectos máximos obtenidos, tras su administración por cualquiera de las vías, no se alcanzan de manera inmediata, sino al cabo de 1-2 horas tras la administración del producto. Los efectos no son proporcionales a los niveles de producto en sangre descritoen durar incluso varios días si la dosis administrada ha sido suficientemente elevada (160 a 320 mg/kg).

Sin embargo, a ninguna dosis se sobrepasa el 40% de reducción del TS. Estos hechos concuerdan con la hipótesis de que los efectos del etamsilato sobre el TS del conejo no se ejercen directamente, sino que probablemente son la consecuencia de la activación o liberación de algún factor o factores que normalmente intervienen en el proceso de la hemostasia. Los autores describen la DE50 como 1,42 mg/kg (0,79-2,52) observando los efectos máximos a partir de dosis de 5 mg/kg.

El hombre es la especie en que mayor número de estudios clínicos se han llevado a cabo Aunque los resultados no siempre han sido concluyentes, sí ha sido demostrado que el etamsilato reduce el sangrado de la herida estándar, y previene la hemorragia intraventricular en el recién nacido). Sin embargo, hay estudios con resultados contradictorios en otro tipo de sangrados, como la reducción del sangrado tras la prostatectomía,. Asimismo, la eficacia del etamsilato en la menorragia inducida por dispositivos intrauterinos en mujeres.

Un estudio para determinar el descenso del tiempo de coagulación y del TS por el método de Duke, tras la administración de etamsilato por vía intravenosa (200 mg), intramuscular (200 y 400 mg), rectal (300 mg) y oral (600mg).

Estas dosis equivalen aproximadamente entre 2,5 y 10 mg/kg. Los resultados se midieron una horas tras la administración del producto en el caso de la vía intramuscular o intravenosa, y a 2 ó 3 horas tras la vía oral y rectal.

Tras el análisis de los resultados se observó que, por cualquiera de las vías utilizadas, el etamsilato ejercía una marcada reducción de los tiempos de coagulación y de sangría, siendo más manifiesta sobre este último.

A dosis de 200 mg IV o IM los descensos del TS fueron del orden del 26% mientras que el Tiempo de coagulación descendió en un 16%. A dosis de 400 mg IM se observa una reducción del 48% del TS y del 44% del Tiempo de coagulación.

Por la vía oral los efectos fueron más marcados a las 3 h, con descenso del 43% del TS y 39% del Tiempo de coagulación. Por la vía rectal se obtuvieron resultados similares aunque algo más bajos (32 y 14% respectivamente).

Por otra parte, la disminución en el TS ó en el tiempo de coagulación independientemente de la vía o dosis utilizadas disminuía de manera directamente proporcional al valor previo de los mismos, es decir, con etamsilato los valores inicialmente bajos de estos parámetros apenas se veían modificados, mientras que si estos valores eran altos la disminución en ellos era notable (hasta un 45%).

Se comparó la acción del etamsilato con un placebo en 60 pacientes afectados de tuberculosis. Se trató de una prueba clínica a doble ciego, determinándose las modificaciones obtenidas en el TS según el método de Duke después de la administración del producto. El etamsilato se administró en forma de comprimidos (a razón de 1 comprimido de 250 mg cada 6 h durante 2 días, equivalente a unos 15 mg/kg y día), o bien, paralelamente, las mismas cantidades de comprimidos placebo en el otro grupo, determinándose el TS tres horas después de la administración del último comprimido.

También se realizó el estudio tras la administración de dos dosis de 500mg (unos 15 mg/kg) por vía intramuscular (o el equivalente de placebo) determinándose el TS una hora después de la administración. Este estudio se realizó de forma cruzada en dos fases separadas por 10 días de período de blanqueo.

Tras el análisis de los resultados se comprobó que el etamsilato reducía de forma significativa el TS, tanto para la formulación en forma de comprimidos como para la formulación IM, al compararlo con el efecto producido por el placebo. La reducción media fue del 33,8 y 32,9% respecto al TS previo, para la forma oral e intramuscular, mientras que el TS del placebo disminuyó tan sólo entre un 8,1 y un 4,5 % respectivamente.

En un estudios más actuales y combinando criterios clínicos y farmacodinámicos, se evaluaron estudió los efectos del etamsilato en la reducción del sangrado (Método Sutor) y del TS a diferentes dosis, comprobando que la máxima reducción del TS ocurrió a la dosis máxima de 1000 mg/día (unos 15 mg/kg).

Asimismo, se observó un incremento de la adhesividad plaquetar in vivo e in vitro. Años más tarde, demostraron que la administración conjunta de etamsilato y desmopresina produce un efecto sinérgico significativo en el hombre al disminuir el TS en pacientes con coagulopatías que no respondían, o respondían sólo parcialmente, a ambos agentes por separado.

Asimismo, esta combinación también normalizó la homeostasis durante intervenciones odontológicas de diversa gravedad. Este hecho avala el paralelismo existente entre el TS y el sangrado intraoperatorio, por lo menos en determinado tipo de intervenciones. Los autores proponen que esta sinergia sedebe a sus diferentes mecanismos de acción en que la desmopresina actuaría estimulando la liberación de FWV y el etamsilato inhibiría la producción de PGI2.

Estos estudios demostraron el efecto del etamsilato sobre la reducción del TS en el hombre a las 1-3 horas tras su administración, y en un grado proporcional a la dosis administrada (entre 2,5 y 15 mg/kg), pudiéndose alcanzar hasta porcentajes próximos al 45% en pacientes con el TS basal ya prolongado.

Por otra parte, se selccionaron 24 enfermos que presentaban una angiopatía aislada o asociada a una coagulopatía, y comprobaron que se obtenía la normalización de la resistencia vascular o una mejoría muy clara, dentro de la hora siguiente a la inyección intravenosa de 250-500 mg de etamsilato (unos 4-8 mg/kg).

Para este estudio se utilizó la técnica de provocación de una púrpura experimental con el capilardinamómetro de Lavollay, para demostrar la acción del etamsilato sobre la resistencia parietal de los capilares. Estableciendo el llamado "Indice de Fragilidad Vascular"

(IFV), este autor comprueba que este índice disminuye notablemente bajo la acción del etamsilato. Después de descartar que la modificación en el IFV no se debe a una acción vasoconstrictora del producto, ya que no se obtuvieron modificaciones de la tensión arterial o de la temperatura cutánea, comprobándose acción sobre la resistencia capilar no es fugaz, sino que persiste más de dos días, lo que a su juicio, es una prueba de la acción del etamsilato sobre la fragilidad capilar .

Por otra parte estos autores afirman que no se detecta acortamiento alguno en el TS en animales o personas sanas tras una única administración de etamsilato, incluso si presentan TS previos ya alargados, así como los de otros estudios posteriores donde se estudió la influencia del etamsilato sobre la permeabilidad capilar a nivel cutáneo.

En este caso la finalidad de su estudio fue probar el grado de actividad del etamsilato sobre la permeabilidad capilar tras la aplicación tópica de un iperemiante. Se emplearon 20 pacientes a los que se administró etamsilato por inyección subcutánea de 50 mg de producto en el mismo lugar que será tratado posteriormente por la pomada hiperemiante, o por inyección intramuscular de 500 mg del producto a distancia (músculo glúteo) del nivel cutáneo tratado.

En ambos casos, tras la aplicación de la pomada hiperemiante los resultados demuestran que la administración local de este producto incluso a dosis muy bajas, permite obtener un efecto no despreciable sobre la gama de fenómenos inflamatorios locales (reducción de un 16,8% de la superficie edematosa).

Su empleo en inyección IM de 500 mg (aproximadamente 8 mg/kg) da lugar a una auténtica inhibición de todos los signos locales (disminución de la reacción edematosa del 23,97%, disminución del prurito y reacción urticariforme) debidos a la previa administración de un agente hiperemiante.

Los autores proponen el uso de etamsilato frente a edemas localizados de tipo inflamatorio o alérgico que resultan de un aumento de la permeabilidad capilar .Otro estudio en el que se ve claramente la acción del etamsilato sobre la fragilidad capilar , los resultados demostraron que una hora después de la administración IM de 1g de etamsilato (aproximadamente 16 mg/kg) o tres horas después de la última administración oral de 1g de etamsilato cada 4 horas conducían a una verdadera disminución de todos los signos locales debidos a la aplicación de un agente hiperemiante tópico, luego es igualmente eficaz por ambas vías de administración.

El área de la superficie de eritemadescendió en un 45,5 %, mientras que la intensidad de la rubefacción disminuyó en un51% y la intensidad de prurito descendió en un 54%. Asimismo se ha demostrado la eficacia del etamsilato (a dosis de 25 mg/kg y día) en la normalización de la resistencia capilar en 49 pacientes diabéticos con fragilidad vascular aumentada (valorada según el IFV de Raby y Coupier 1965), seguida de una disminución en la incidencia de episodios hemorrágicos retinianos.

También estudiaron la influencia del etamsilato sobre la fragilidad capilar con buenos resultado tras la administración de una dosis de 500 mg. Se estudió el TS, por el método de Duke, y el IFV, por medio de un capilardinamómetro, previamente y una hora tras una única administración de etamsilato (250 mg vía IV, equivalente aproximadamente a unos 4 mg/kg) en 100 pacientes, como parámetros útiles en la determinación de su eficacia como uso rutinario previamente a la cirugía.

El resultado fue una disminución del TS en el 76% de los casos y en porcentajes mayores a mayor TS previo (del 15 al 50% de reducción). En un 87% de los casos en que el IFV basal estaba alterado se produjo alguna mejoría (mayor cuanto más alteración hubiera en un inicio).

En un 86% de los casos se observó una mejora simultánea tanto en el IFV como el TS. Parece confirmarse que el etamsilato, a dosis de entre 4 y 25 mg/kg produce un efecto beneficioso sobre la fragilidad capilar en el hombre.

En un área de aplicación del etamsilato más directamente relacionada con la práctica clínica, se ha estudiado por diversos autores el efecto del etamsilato sobre diferentes procesos patológicos o bien como ayuda en diversos tipos de intervenciones quirúrgicas.A continuación se detallan algunos de los estudios más relevantes:

La hemorragia intraventricular (HIV) constituye uno de los mayores problemas para los neonatos prematuros, con una incidencia del 35-40% en neonatos de menos de 1,5 kg, que puede causar lesiones neurológicas graves o incluso la muerte.

Por ello en 1993 una prueba clínica para comprobar la eficacia del etamsilato como prevención de la HIV en estos pacientes. En esta prueba 171 neonatos prematuros (<1.751g) recibieron 12 mg/kg de etamsilato en la primera hora de vida y posteriormente cada 6 horas durante 4 días (50 mg/kg y día) o bien recibieron placebo a igual pauta.

Mediante ecoencefalogramas se evaluó la presencia y grado de hemorragia subependimal y se comprobó que la incidencia de hemorragia fue significativamente menor (P<0,02) en el grupo tratado con etamsilato (27,9% frente a 45,9% en el grupo control) al igual que la incidencia de hemorragias graves (10,5% frente a 23,5%; P<0,05).

No se observaron efectos adversos atribuibles a etamsilato durante el estudio. Sin embargo, estudios posteriores no pudieron confirmar la eficacia de etamsilato como profiláctico en esta indicación, posiblemente debido al excesivo tiempo transcurrido entre el nacimiento y administración del producto (hasta 4 horas).

Como ayuda a la prevención de hemorragias durante la cirugía, Lyth y Booth (1990) realizaron un estudio clínico a doble ciego en 44 pacientes para dilucidar la eficacia de etamsilato en el control de la hemorragia en intervenciones de prostatectomía transuretral. Cada paciente recibió un comprimido de 500 mg de etamsilato cada 6 horas desde 24 h antes de la intervención hasta 48h tras la misma (aproximadamente 30 mg/kg y día).

Sin embargo, no se observó mejora alguna en la pérdida de sangre intraoperatoria o post operatoria con la administración de etamsilato. Estos resultados confirman los de otros investigadores que tampoco consiguieron demostrar la eficacia de etamsilato en este tipo de intervenciones aunque contradicen los que sí observaron mejoría con la administración del etamsilato. También se han realizado estudios sobre la capacidad del etamsilato de reducir las pérdidas de sangre durante la menstruación .

En pruebas clínicas en la que controlaron a 34 mujeres con menorragia tratadas con etamsilato (500mg cada 6 horas, equivalente a 30 mg/kg y día aproximadamente) o ácido mefenámico (500mg cada 8 horas) durante todo el período de menstruación.

Ambos productos mostraron una reducción estadísticamente significativa ($P<0,01$) en la pérdida de sangre: 20% en el grupo etamsilato y 24% en el grupo de ácido mefenámico, pero no entre ellos ($P=0,108$).

Por otra parte, los autores mencionan un cierto riesgo de tromboembolismo para justificar el no uso rutinario, a nivel profiláctico, del ácido tranexámico en esta indicación. Una de las patologías en que se ha intentado aplicar el etamsilato ha sido la de las hemorragias gástricas y, como modelo, las inducidas por la administración de aspirina.

Como precedente Hutton y cols. observaron, en 12 pacientes, que la administración de 2g de etamsilato/día disminuye significativamente la prolongación del TS y la pérdida de sangre provocada por la administración de 600 mg de aspirina administrada 24 h antes, aunque no observaron ningún efecto en ausencia de aspirina.

Anteriormente no observaron contrarrestación del efecto del ácido salicílico sobre la hemostasia. En un estudio más aplicativo, intentaron demostrar la eficacia del etamsilato en la reducción del sangrado gástrico inducido por la aspirina en pacientes sanos.

Se administraron cuatro dosis diarias de 500 mg (unos 30 mg/kg) de etamsilato simultáneamente a 600 mg de aspirina y se compararon con un grupo placebo y otro tratado con aspirina sola. Sin embargo, no se observaron diferencias en la pérdida de sangre a nivel gástrico en el grupo de aspirina sola o aspirina+etamsilato (en estudios anteriores sí se consiguió una reducción al administrar prostaglandinas).

Es posible que esta falta de efecto del etamsilato comparado con otros estudios a nivel del TS se deba al diferente mecanismo hemostático a nivel gástrico comparado con la piel, que según sería independiente del fenómeno de la agregación plaquetar.

De los estudios descritos se deduce que existe una cierta incertidumbre en cuanto a la utilidad de la administración de etamsilato en la clínica habitual. Posiblemente, el desacuerdo existente entre los diversos autores se deba a pequeñas diferencias en el modelo experimental utilizado, puesto que si utilizando modelos más o menos estándar, como la determinación del TS, ya se observa la influencia de numerosos factores que afectan grandemente a la variabilidad y, por tanto, a la repetibilidad de los resultados, más difícil es encontrar situaciones homogéneas en el sangrado de situaciones clínicas reales.

En cardiología cuando se presentan defecto septal ventricular no tratada puedesultar en isenmenger, el síndrome de AOS, que se define como, elevación de la presión arterial pulmonar causado por el aumento de la resistencia vascular pulmonar on inversión o la derivación bidireccional a través de una grandefecto congénito del corazón intracardíaco o extracardíacas.

El síndrome de sobrevivir hasta la edad adulta, 5,6 es más probable que denistas se encuentran estos pacientes en su práctica, lo que subraya la importancia de su conocimiento de esta condición.

En ginecologia y obstetricia se evaluaron cuarenta y dos pacientes fueron estudiados. Ellos ingresaron entre diciembre 1977 y septiembre de 1978 para los principales procedimientos vaginales. Los pacientes con un sabe o se sospecha diátesis hemorrágica fueron excluidos. Se obtuvo en cada caso el consentimiento informado y las ampollas fueron codificados utilizados en un forma doble ciego.

Etamsilato 750 mg o el volumen equivalente de placebo fue inyectado por vía intravenosa inmediatamente después de la inducción de la anestesia general. Varios cirujanos diferentes participaron y fueron sus técnicas operatorias los que generalmente se adopta.

La pérdida de sangre operatoria fue estima clínicamente en cada caso. trombosis venosa profunda fue diagnosticado con un 25 fibrinógeno I-etiquetados como descrito por Atkins y la pierna Hawkins.4 mediciones diarias fueron tomadas en la superficie medial de cada extremidad.

Una lectura de línea de base se hizo preoperatorias medidas adicionales adoptadas por tres o cuatro días después de la operación. La edad media de los 23 pacientes que recibieron fue de 58 etamsilato 2 años y del 19 en el grupo placebo 60 5 años.

Un paciente de cada grupo había varicosidades venosas de las extremidades inferiores. Cinco en el grupo etamsilato se considerado como el exceso de peso (más de 111 piedras (73 kg)) en comparación con dos en el grupo placebo.

La anestesia epidural dado como complemento de a cirugía numeradas cinco (22) en el etamsilato y seis (32 U10) en el grupo de placebo. La mrbilidad postoperatoria en los pacientes en los dos grupos se muestra en la la mesa. Uno de los pacientes en el grupo de la trombosis venosa profunda desarrollados trombosis de la vena femoral, confirmada clínicamente, mientras que los otros (con ternero trombosis) fueron clínicamente asintomáticos. La morbilidad después de la cirugía vaginal en pacientes que recibieron etamsilato

PLANTEAMIENTO DEL PROBLEMA

2.- Planteamiento del Problema

La cirugía ortognática en un procedimiento de cirugía mayor que permite restablecer la anatomia y la funcionalidad del aparato estomatognático cuando existe presencia de deformidades dentofaciales. El especialista en cirugía maxilofacial se enfrenta a numerosas situaciones con riesgo, dentro de los cuales podemos mencionar, la hemorragia, dicho evento se puede presentar debido a diferentes procesos, algunos congénitos ó con mucha frecuencia, a intoxicaciones ó procesos infecciosos.

Paradójicamente la casuística de hemorragias más frecuentes es a través de intervenciones quirúrgicas ó manipulaciones inadecuadas de los tejidos duros y blandos. Un manejo traumático de los mismos, con falta de irrigación adecuada puede preceder a dicho evento.

En efecto aún contando con un perfecto conocimiento de la vascularización de la zona a intervenir y con la excelencia práctica del clínico, durante una intervención quirúrgica, pueden producirse diferentes tipos de hemorragia. La sección accidental de grandes vasos sólo puede paliarse mediante el pinzamiento ó sutura y depende enteramente de la pericia y habilidad del cirujano. Sin embargo en toda intervención se produce la ruptura de pequeños vasos y capilares que producen hemorragias en capa ó en sabana. Este tipo de hemorragias enmascara el campo quirúrgico y requiere de constante utilización de gasa ó material absorbente para permitir la correcta visualización. En los procedimientos de cirugía menor y mayor la gravedad de éstas hemorragias puede determinar la necesidad de transfusiones sanguíneas tras la intervención.

El empleo del etamsilato y anestesia hipotensiva en procedimientos de cirugía ortognática sería una combinación factible para la reducción del sangrado transoperatorio, de tal manera que se evite imperativamente, no las grandes hemorragias, sino también las pequeñas hemorragias en sabana que dificultan en ocasiones y que pueden ser causantes del fracaso de la intervención e incluso del postoperatorio.

La prevención de problemas hemorragicos durante las intervenciones debe realizarse a varios niveles. En primer lugar debe realizarse la exploración completa del paciente durante el preoperatorio que necesariamente debe incluir una valoración de parámetros hemostáticos mínimos para descartar defectos de coagulación. En segundo lugar, el cirujano debe conocer con la mayor exactitud la anatomía de los principales vasos sanguíneos de la zona, así como la vía de acceso al punto a intervenir. El resto queda generalmente en manos de la habilidad del cirujano para evitar dañar vasos importantes, cortando rápidamente cualquier hemorragia durante la intervención y suturando ó cauterizando herida y vasos para evitar problemas en el post-operatorio.

Sin embargo existen recursos terapéuticos para favorecer los mecanismos hemostáticos y prevenir posibles problemas durante ó posteriormente a la intervención quirúrgica, así como en el caso de otros procesos, de diversa etiología, que puedan cursar con hemorragias ó alteraciones de la coagulación. Estos fármacos, favorecedores de la coagulación, actúan a diferentes niveles de la hemostasia y han sido desarrollados generalmente para su uso en humanos, si bien suelen darse otras aplicaciones.

El presente trabajo plantea cuál es la eficacia hemostática del etamsilato en la cirugía ortognática como una alternativa farmacológica.

OBJETIVOS

3.- Objetivos

3.1 Objetivo general.

Evaluar la eficacia hemostática del etamsilato en la cirugía ortognática

3.2 Objetivos Específicos.

1.-Comparar las diferencias en las pruebas de coagulación como son tiempo de sangrado, tiempo de trombina, tiempo parcial de tromboplastina entre los grupos experimental y control.

2.- Identificar el grado de modificación de hemoglobina y hematocrito pre y postoperatorio entre ambos grupos de estudio.

3.- Analizar los cambos en las mediciones biofisiológicas como tensión arterial sistólica, y diatólica entre ambos grupos de estudio.

4.- Determinar las variaciones de la saturación de oxígeno en el manejo entre ambos grupos de estudio.

HIPÓTESIS

4.- Hipótesis

El etamsilato es un fármaco hemostático eficaz en su uso durante el tratamiento quirúrgico de las deformidades dentofaciales.

MATERIALES Y METODOS

5.- Materiales y métodos.

5.1 Diseño de la Investigación y tamaño muestral.

Experimental.-

Se considera experimental debido a que se controló el uso de un determinado factor entre los grupos de estudio.

Analítico.

Dentro del campo experimental se analizarán los efectos de la eficacia del etamsilato de pacientes intervenidos para la corrección de deformidades dentofaciales.

Prospectivo.

Los informes y reportes que se deriven del estudio se recabarán para formar base de datos que permitan constituir un análisis objetivo de dicho trabajo.

Longitudinal.

Se obtendrán datos prequirúrgicos, transquirúgicos y postquirúrgicos, lo que determinará la obtención de información para evaluar la eficacia del fármaco hemostático.

Abierto.

La información acerca del uso del etamsilato no se ocultará, por lo que los pacientes y los colaboradores del estudio conocerán dichos antecedentes y la metodología del mismo.

Tamaño Muestral

La muestra disponible es de 30 pacientes con diagnóstico de diversas deformidades dentofaciales (prognatismo mandibular, hiperplasias maxilares, e Hipoplasias mandibulares) candidatos a cirugía ortognática que cumplan con los criterios de selección para el estudio.

Los cuales se dividen en 2 grupos, el experimental integrado por 15 Pacientes a los cuales se les administrará etamsilato de manera prequirúrgica y 15 pacientes para el grupo control sin administración del fármaco hemostático.

Criterios de Selección

Criterio de Inclusión.

1.- Pacientes mayores de 18 años de edad.

2.- Que aceptaron participar en el estudio mediante consentimiento informado.

3.- Pacientes de ambos sexos.

4.- Pacientes sanos.

5.- Pacientes con diagnóstico de deformidades dentofaciales (prognatismo mandibular, hiperplasias maxilares, e hipoplasias mandibulares) evaluados con la técnica cefalométrica de Riketts.

Criterios de Exclusión.

1.- Pacientes con discrasias sanguíneas.

2.- Pacientes con discapacidad.

3.- Pacientes menores de edad.

4.- Pacientes embarazadas.

5.- Que no firmen el consentimiento informado.

Criterios de Eliminación.

1.- Extravío de documentos clínicos. (exámenes de laboratorio, hoja de anestesia, reporte de enfermería)

2.- Encuestas extraviadas.

3.- Encuesta con datos incompletos

4.- Encuesta con datos incongruentes.

5.3 Variables

<u>Variables Independientes.</u>

Administración del etamsilato

- **Grupo experimental** : administración vía oral 500 mg cada 8 hrs 8 días antes de la cirugía.
- **Grupo control** : no se administró el fármaco.

Variables epidemiológicas :

1.- Edad.

2.- Sexo

Variables dependientes :

1.- Constantes vitales. (tensión arterial sistólica, media, diastólica y saturación de oxígeno)

2.- Parámetros de laboratorio. (hemoglobina, hematocrito, tiempo de protrombina y tiempo parcial de tromboplastina, tiempo de sangrado)

Metodología

Intervendrán en el estudio recursos humanos capacitados en diversas áreas médicas como son un médico especialista en cirugía maxilofacial, un médico especialista en anestesiología una enfermera instrumentista quirúrgica y un químico farmacéutico biológo.

Se contará con formatos de encuesta, camara digital, intrumental quirúrgico maxilofacial, material de fijación rigida, hojas de registro anestésico, quirófanos y etamsilato, tabletas de 500 mg. (Laboratorio Grunenthal de México S.A. de C.V.)

Así mismo se realizarán exámenes de laboratorio como son hemoglobina, hematocrito, tiempo de sangrado , tiempo de protrombina y tiempo parcial de tromboplastina, procesándose en un equipo analizador de hematología Cell-Dyn No.3700 2010 (Alemania) asi como la valoración de la saturación de oxígeno mediante un oxímetro marca

El procedimiento se llevará a cabo de la siguiente manera, la primera fase llamada también prequirúrgica se informará al paciente acerca de la investigación y se solicitará su consentimiento de participación en el estudio.

Posteriormente se citarán los pacientes para la medicion clínica y biofisiológica de la tensión arterial sistémica las cuales se registrará preoperatoria y postoperatoriamente mediante un monitor de signos vitales Marca BCIEQ Modelo 2009-200 (E.U.A.)

Una semana antes de la cirugía se iniciará la impregnación del Etamsilato mediante la administración de una tableta vía oral 500 mg c/8 hrs durante 8 días previos a la cirugía.

En la segunda fase se registrarán las constantes vitales (tensión arterial y saturación de oxígeno) registrandose en una base de datos Excel de Microsoft Office 2007 (Microsoft Corporation E.U.A.).

La tercera frase ó postoperatoria se llevará a cabo a las 8 horas un monitoreo de las constantes vitales tensión arterial sistémica, saturación de oxígeno registro y comparación de hemoglobina, hematocrito, tiempo de sangrado, tiempo de protrombina y tiempo parcial de tromoplastina.

Se les comunicará a los pacientes por escrito los procedimientos a realizar, la confidencialidad de los datos recabados para procesarlos en forma científica y firmando la carta de consentimiento informado, conforme a los criterios de la Declaración de Helsinki con respecto a los estudios de intervención terapéutica en humanos.

ANALISIS ESTADISTICO

Análisis Estadístico

- En una primera intención se realizará la recolección de los datos creándose una base en el programa Excel™ de Microsoft Office 2007 (Microsoft Corporation E.U.A.) con información, para la estadística descriptiva.

- En una segunda etapa con los resultados finales del estudio se efectuará un análisis de la diferencia de los grupos de tratamiento, mediante estadística inferencial para la medición del efecto de la intervención con el uso del programa estadístico SPSS 18. (SPSS Inc. E.U.A.)

- Se realizó un análisis descriptivo con medidas de tendencia central, dispersión, proporciones y frecuencias. En una primera fase, se realizó un análisis descriptivo de los datos mediante tabulaciones simples para las variables categóricas y estadísticas descriptivas para las continuas, con el fin de conocer las distribuciones de las variables independientes, posteriormente se aplicó el test de Chi-Cuadrado para variables cualitativas dicotómicas y la t de student para muestras independientes con las variables cuantitativas, los resultados se consideraron significativos cuando el estadístico resultara menor que 0.05 ($p<0,5$). Procesándose el análisis en el paquete para análisis estadístico SPSS 18. (SPSS Inc. E.U.A.)

RESULTADOS

6. RESULTADOS

6.1.- Comparabilidad entre grupos de estudio.

Finalizada la captura de los datos, no se eliminaron del estudio ninguno de los pacientes ya que reunieron los criterios de selección correspondientes. La muestra en ambos grupos fue igualada por el género de los pacientes quedando de la siguiente manera, 4 hombres (26.7%) y 11 mujeres (73.3%) en cada grupo.

Los parámetros basales demográficos, de la tensión arterial y la saturación de oxígeno resultaron iguales en los grupos experimental y control y se detallan en la tabla 8.1

VARIABLE	EXPERIMENTAL (n=15)	CONTROL (n=15)	P
Edad	26.47 ±1.246	26.93 ±1.438	.53
Sexo	Masculino 4 (26.7%) Femenino 11 (73.3%)	Masculino 4 (26.7%) Femenino 11 (73.3%)	1.0
Tensión arterial	121.80 ±4.79 / 80.93 ±6.58 mm/Hg	121.80 ±4.79 / 80.07 ±5.97 mmHg	1.0 .70
Tensión arterial media	94.47 ±1.64/ 65.93 ±3.21 mm/Hg	94.47 ±1.64/ 65.93 ±3.21 mm/Hg	1.0 1.0
Saturación de oxígeno	97.87±1.356	97.20±1.014	.13
Hemoglobina	13.12 ±.615	13.13 ±.471	.94
Hematocrito	37.58 ±1.375	37.11 ±1.09	.30
Tiempo de Protrombina	12.52 ±.877	12.21 ±.686	.28
Tiempo parcial de Tromboplastina	29.72 ±3.30	28.38 ±3.22	.26

Tabla 8.1. Valores preoperatorios de los parámetros basales demográficos.

6.2. Resultados del estudio.

Los resultados de la clasificación del tipo de procedimiento quirúrgico a la que se sometió la muestra de estudio quedo de la siguiente manera, 2 osteotomías Lefort I para el grupo experimental (13.3%) y 5 para el grupo control (33.3%), para un total de 7 intervenciones quirúrgicas de éste tipo. (23.3%).

Con respecto a la osteotomía Lefort II, para el grupo experimental se realizaron 1 intervención (6.7%) y para el grupo control fueron 4 intervenciones. (26.7%) para un total de 5 intervenciones quirúrgicas de éste tipo. (16.7 %).

Para las intervenciones quirúrgicas de osteotomía Lefort I combinada con osteotomía sagital mandibular, fueron en número de 5 para el grupo experimental (33.3%) y 3 procedimientos para el grupo control (20.0%), siendo un total de 8 intervenciones quirúrgicas de este tipo. (26.7%). En las intervenciones de osteotomía Lefort II y osteotomía sagital mandibular, fue solo 1 procedimiento para el grupo experimental (6.7%) y 3 para el grupo control (20.0%), para un total de 13.3%.

Con respecto al procedimiento quirúrgico de osteotomía sagital mandibular, fueron 6 intervenciones para el grupo experimental (40.0%) y cero para el grupo control (0%), lo que representa el 20%.

Los resultados de la correlación entre el tipo de procedimiento quirúrgico y el sexo de los pacientes quedó de la siguiente manera, 3 osteotomías Lefort I para el grupo experimental en hombres (37.5%) y 4 mujeres para el grupo control (18.2%), para un total de 7 intervenciones quirúrgicas de éste tipo. (23.3%).

En relación a la osteotomía Lefort II, para el grupo experimental se realizaron 2 intervención en hombres (25.0%) y para el grupo control fueron 4 mujeres (13.6 %) para un total de 5 intervenciones quirúrgicas de éste tipo. (16.7 %).

Para las intervenciones quirúrgicas de osteotomía Lefort I combinada con osteotomía sagital mandibular, fueron en número de 2 hombres para el grupo experimental (25.0 %) y 6 mujeres en procedimientos para el grupo control (27.3%), siendo un total de 8 intervenciones quirúrgicas de este tipo. (26.7%).

En las intervenciones de osteotomía Lefort II y osteotomía sagital mandibular, fueron 0 hombres para el grupo experimental (0%) y 4 mujeres para el grupo control (18.2%), para un total de 13.3%. Con respecto al procedimiento quirúrgico de osteotomía sagital mandibular, fueron 1 intervenciones en hombres para el grupo experimental (12.5%) y 5 mujeres para el grupo control (22.7%), lo que representa el 20%. (Tabla 8.2)

TIPO DE PROCEDIMIENTO QUIRURGICO		GRUPO		
		EXPERIMENTAL	CONTROL	Total
	LEFORT I	2 13.3%	5 33.3%	7 23.3%
	LEFORT II	1 6.7%	4 26.7%	5 16.7%
	LEFORT I y OSR	5 33.3%	3 20.0%	8 26.7%
	LEFORT DOS y OSR	1 6.7%	3 20.0%	4 13.3%
	OSR	6 40.0%	0 .0%	6 20.0%
Total		15 100.0%	15 100.0%	30 100.0%

(OSR) osteotomía sagiral de rama mandibular.

Tabla 8.2 Frecuencias y porcentajes de la clasificación de intervención quirurgica en los grupos experimental y control.

Los resultados de los valores promedio y desviación estándar correspondiente al grupo experimental se mencionan en la Tabla 8.3

	Experimental			
VALOR SANGUÍNEO	PRE OPERATORIO	POST OPERATORIO	DIF. DE MEDIAS	VALOR P
Hemoglobina (mg/dl)	13.120 (.651)	10.987 (.717)	2.133	.000
Hematocrito (%)	37.587 (1.375)	30.107 (1.972)	7.480	.000
Tiempo de sangrado (Seg.)	7.0 (1.463)	7.067 (1.533)	.0667	.582
Tiempo de Protrombina (Seg.)	12.527 (.877)	12.193 (.838)	.3333	.001
Tiempo parcial de tromboplastina (Seg.)	29.727 (3.304)	28.733 (3.320)	.9933	.001
Saturación de oxígeno (%)	97.87 (1.356)	98.20 (.862)	.333	.44
Tensión arterial sistólica (mm/Hg)	121.80 (4.799)	110.0 (.000)	11.800	.000
Tensión arterial diastólica (mm/Hg)	80.93 (6.584)	72.93 (4.448)	8.000	.001
Tensión arterial media sistólica (mm/Hg)	94.47 (1.64)	105.00 (7.946)	10.53	.000
Tensión arterial media diastólica (mm/Hg)	65.93 (3.21)	75.67 (5.839)	9.73	.000

Tabla 8.3 Valores promedio y desviación estándar del grupo experimental pre y postoperatorio

Los resultados de los valores promedio y desviación estándar correspondiente al grupo control se mencionan en la Tabla 8.4

Grupo control				
VALOR SANGUÍNEO	**PRE OPERATORIO**	**POST-OPERATORIO**	**DIF. DE MEDIAS**	**VALOR P**
Hemoglobina (mg/dl)	13.133 (.4716)	10.987 (.7170)	2.1467	.000
Hematocrito (%)	37.113 (1.0954)	30.107 (1.9725)	7.0067	.000
Tiempo de sangrado (seg)	6.667 (1.5887)	7.000 (.8452)	.3333	.290
Tiempo de Protrombina (seg)	12.213 (.6865)	12.733 (.5703)	.5200	.000
Tiempo Parcial de Tromboplastina (seg)	28.380 (3.2252)	29.747 (3.1850)	1.3667	.000
Saturación de oxígeno (%)	97.20 (1.101)	98.20 (.414)	1.00	.001
Tensión arterial sistólica (mm/Hg)	121.80 (4.799)	110.0 (.00)	11.80	.000
Tensión arterial diastólica (mm/Hg)	80.07 (5.97)	72.93 (4.448)	7.13	.001
Tensión arterial sistólica (mm/Hg)	94.47 (1.64)	112.40 (8.724)	17.93	.000
Tensión arterial diastólica (mm/Hg)	65.93 (3.21)	73.80 (4.586)	7.867	.000

Tabla 8.4 Valores promedio y desviación estándar del grupo control pre y postoperatorio

Los resultados de los valores entre los dos grupos de estudio (experimental y control), diferencia de medias y el intervalo de confianza del 95% para la inferencia de medias se muestra en la tabla 8.5

COMPARACIÓN EXPERIMENTAL-CONTROL	DIF. DE MEDIAS	I.C. DE CONFIANZA DEL 95% PARA LA DIF. DE MEDIAS	P
HEMOGLOBINA	.0000	-.5363 A .5363	1.0
HEMATOCRITO	.0000	-1.4754 A 1.4754	1.0
TIEMPO DE SANGRADO	.0667	-.8595 A .9929	.88
TIEMPO DE PROTROMBINA	.5400	-1.0764 A -.0036	.04*
TIEMPO PARCIAL DE TROMBOPLASTINA	1.013	-3.4469 A 1.4202	.40
SATURACIÓN DE OXIGENO	.0000	-.506 A .506	1.0
TENSIÓN ARTERIAL SISTÓLICA	.0000	No computada por D.E. =0	1.0
TENSIÓN ARTERIAL DIASTÓLICA	.0000	-3.327 A 3.327	1.0
TENSIÓN ARTERIAL MEDIA SISTÓLICA	7.40	-13.641 A -1.159	.02*
TENSIÓN ARTERIAL MEDIA DIASTÓLICA	1.867	-2.060 A 5.793	.33

Tabla 8.5. Resultados de los valores entre los dos grupos de estudio (experimental y control) diferencia de medias e intervalos de confianza del 95% para la diferencia de medias y valor p. Valor estadísticamente significativo a un alfa <.05

DISCUSION

7.- Discusión.

La molécula de etamsilato (2-5 dihidroxi-benceno-sulfonato dietilamonio) fue descubierta en 1959 por Esteve y cols. y se utilizó clínicamente como agente hemostático no trombogénico en 1964. En 1980, Vinazzer demostró la actividad del etamsilato en los mecanismos de adhesividad plaquetaria disminuyendo el sangrado capilar

En el manejo posquirúrgico. posteriores investigaciones realizadas en modelos animales su farmacocinética y farmacodinamia dilucidaron su aplicación para poder emplearse en humanos.

El etamsilato ha demostrado eficacia para disminuir el flujo sanguíneo en modelos animales en la región cerebral; incrementa la resistencia capilar, reduce la biosíntesis de tromboxano A2 y prostaciclina, Poseé actividad antioxidante y antiinflamatorio, ya que inhibe la secreción de la ciclooxigenasa y la generación de radicales libres.

El efecto antiinflamatorio es interesante ya que tiene contribución en la adherencia de leucocitos al estilo de superficie endotelial. El efecto que ejerce sobre la agregación y secreción plaquetaria permite la formación de puentes de entre plaquetas adyacentes. Sin embargo, El etamsilato ha demostrado incapaz de prevenir el bloqueo que provocación la aspirina sobre la agregación plaquetaria.

El etamsilato es un agente hemostático antihemorrágico de síntesis no hormonales, el cual actúa en la primera fase de la hemostasia estimulando el cambio de las descargas electrostáticas en las plaquetas, incrementando la disponibilidad del PF3 circulante (factor de plaquetario 3) y aumentando la captación del PF4 (factor plaquetario 4).

A los 10 Minutos de haber administrado 500 mg de etamsilato por vía intravenosa, se obtiene su máxima concentración plasmatica que oscila alrededor de los 50 nanogramos Por ml. Su vida Ppasmatica oscila alrededor de 1,9 horas. Cerca de 85% de la dosis administrada se eliminación por orina transcurridas las primeras 24 Horas.

El etamsilato administrado por vía oral sí absorbe lentamente a traves del tracto gastrointestinal. despues de la administración de un Comprimido de 500 mg de etamsilato, Su pico plasmático máximo es en las primeras cuatro horas, Siendo éste de 15 nanogramos/ ml. El etamsilato se une a las proteínas plasmáticas En su 95% y media vida es de 3.7 horas. El 72% de la dosis administrada por vía oral se elimina en forma inalterada por la orina duran las primeras 24 horas.

Hasta el momento no se ha encontrado ninguna asociación entre etamsilato venosa profunda y trombosis. existen reportes de diferentes especialidades médicas donde se aplica el etamsilato en diversos padecimientos procedimientos y cuentos de como la metrorragia o sangrado uterino disfuncional, en otorrinolaringología párrafo disminución de la hemorragia transoperatoria en amigdalectomía, en neurología párrafo disminuir la hemorragia periventricular en prematuro, en oftalmología para cirugía de catarata y en urología aplicado a prostatectomía, de ahí el interés de realizar éste estudio para observar la utilidad del etamsilato en la resección transuretral de prostata.

El Tiempo quirúrgico de resección osciló entre 25 y 65 minutos. La cantidad de tejido prostático resecado sí reporto entre 31 y 83 gramos. No hubo incidentes ni accidentes en ningún procedimiento. Los reportes de patología fueron negativos para malignidad en 144 Casos y solo en dos se reportó adenocarcinoma siendo un hallazgo fortuito. La hemoglobina posquirúrgica mostró cifras que oscilaban entre 12,36 y 15,92 g / dl, Lo cual significa que el porcentaje de hemoglobina disminuyó entre 7 y 9%, siendo el 8,18% de promedio.

Las acciones del etamsilato se describen como disminución de la fragilidad capilar, aumento de la adhesividad plaquetaria y aumento en la tasa de liberación de intrínseca reducir el tiempo de sangrado.

Los dos estudios anteriores sobre etamsilato en RTUP han llegado a conclusiones diferentes. No hubo diferencias en los ensayos, tales como el tipo de anestesia. El estudio de Symes et al. (1975), mostrando beneficio aparente de etamsilato, implicado pérdidas de sangre muy pequeña de resecciones muy pequeña. Esto coincide con el modo de acción del etamsilato, que está en un nivel capilar.

Otro estudio publicado en el King's College Hospital (Munson, comunicación personal) que participan 107 pacientes con un peso medio de 20 gr. Resecado. Aparte de una pequeña reducción en la pérdida de sangre en el postoperatorio, ningún beneficio general se encontró, que también apoya éstos resultados.

Aunque etamsilato puede ser beneficioso en otras especialidades quirúrgicas u otras situaciones urológica (por ejemplo, hemorragia debido a la cistitis de radiación), se concluyó que no tiene ningún papel en la reducción de la pérdida de sangre en la prostatectomía transuretral.

Varios métodos espectrofotométricos se han reportado para la determinación de etamsilato. Métodos para la determinación colorimétrica del etamsilato en tabletas y las formulaciones parenterales, por formación de complejos con una variedad de reactivos y colorantes, se han publicado [9-12]. Una fase inversa de alto rendimiento de cromatografía líquida (HPLC), método también ha sido reportado para el estimación de etamsilato . En este trabajo se describe un método de HPTLC fiable, rápida y precisa para la determinación del etamsilato en tabletas. La propuesta de ensayos HPTLC fueron validados de acuerdo con criterios establecidos por las normas reguladoras de los productos farmacéuticos.

Otras estrategias que se han probado incluyen dar fenobarbital o vitamina K antes del nacimiento o de plasma fresco congelado, ibuprofeno, indometacina, fenobarbital, o la vitamina E después del nacimiento. Incluso el ibuprofeno y la indometacina profiláctica, las estrategias más exitosas estudiadas hasta la fecha, no se ha demostrado que mejora los resultados a largo plazo de manera convincente por el momento, a pesar de que se reduzca el número de bebés en desarrollo pruebas de ultrasonido de la hemorragia periventricular grave. Muchos de los primeros ensayos se iniciaron antes de que quedó claro que la discapacidad a largo plazo es rara vez visto en los supervivientes a menos que haya sido la hemorragia parenquimatosa (hemorragia en la sustancia del cerebro) o hidrocefalia post-hemorrágica, así como la hemorragia intraventricular o subependimaria.

Más recientemente se ha hecho evidente que la isquemia, en lugar de la hemorragia, causa la mayor parte del daño cerebral perinatal se observa en bebés de menos de 32 semanas de gestación. Si las medidas de la perfusión cerebral total (tal como se documenta mediante la medición de la vena cava superior, el flujo de sangre) son un marcador útil de este aún no está claro. El flujo de sangre, en vez de la presión arterial, parece ser lo que cuenta, pero el flujo (por desgracia) no se puede medir con la misma facilidad como la presión. Cambios en el tono vascular, además, la influencia de la perfusión tisular local, aún cuando la producción total cardíaco y la perfusión regional bruto parece ser más que suficiente (y la hipocapnia y la hiperoxia puede ambos tienen una gran influencia sobre el tono vascular cerebral.

Etamsilato disminuye la pérdida de sangre en determinadas situaciones clínicas tales como menorragia y después de algunos procedimientos quirúrgicos potenciales para reducir el sangrado ha llevado a la hipótesis de que puede tener un papel que desempeñar en la reducción de la hemorragia intraventricular en recién nacidos prematuros. Para determinar si etamsilato, en comparación con el placebo o ningún tratamiento, reduce la morbilidad y la mortalidad en recién nacidos prematuros.

Ensayos controlados aleatorios o cuasi-aleatorios que comparan etamsilato con placebo o ningún tratamiento. La búsqueda inicial de ensayos con los bebés nacidos con menos de 32 semanas de gestación se amplió posteriormente para incluir ensayos con los recién nacidos prematuros <35 semanas de gestación o menos de 2000 gramos de peso al nacer. Se incluyeron los estudios que informaban sobre los resultados de todos los niños hasta su casa la muerte o la descarga. Los datos de los informes de seguimiento del neurodesarrollo fueron incluidos sólo si al menos el 80% de los participantes fueron seguidos. Ambos autores evaluaron de forma independiente evaluaron la calidad de los ensayos y extrajeron los datos. Se calculó el riesgo relativo (RR) y diferencia de riesgo (DR), junto con el 95% de intervalo de confianza (IC) y se utiliza un modelo de efectos fijos para el meta-análisis.

Se identificaron ocho estudios, pero sólo siete ensayos con 1410 recién nacidos prematuros fueron localizados. No hubo diferencias significativas detectadas en la mortalidad neonatal o el resultado neurológico a los dos años entre los niños tratados con etamsilato y controles. Los bebés tratados con etamsilato había hemorragia intraventricular significativamente menor que los controles a <31 semanas (RR típico 0,63, IC 95%: 0,47 a 0,86) y la gestación <35 semanas (RR típico 0,77, 0,65 a 0,92). También hubo una reducción significativa en el grado 3 y 4 de hemorragia intraventricular, cuando todos los recién nacidos <35 semanas de gestación (RR 0.67, IC 95%: 0,49 a 0,94) fueron analizados como un solo grupo, pero no para el grupo de recién nacidos <32 semanas solamente. Hubo una reducción en el conducto arterioso permeable sintomático en <31 semanas de gestación (RR 0.32, IC 95%: 0,12 a 0,87). No hubo efectos adversos del etamsilato identificados a partir de esta revisión sistemática.

La hemorragia excesiva es uno de los síntoma más común cuando las mujeres presentes a los obstetras y ginecólogos. Alrededor del 10% de las mujeres de edades comprendidas entre 30 y 49 seguir el consejo médico para el sangrado uterino anormal. Detrás de trastornos de la coagulación se encuentran en alrededor del 20% de las mujeres, las anomalías pélvicas fueron excluídos.

Una clara comprensión de la fisiopatología de los trastornos de sangrado común ayudará a practicar el obstetra y ginecólogo en el diagnóstico y tratamiento de estas condiciones. El proceso hemostático normal puede ser dividido en tres fases.

La primera fase, la hemostasia primaria, consiste en la adhesión y agregación plaquetaria. Después de una lesión vascular, las proteínas en el subendotelio están expuestos que promueven la adhesión de las plaquetas.

La adherencia de plaquetas depende de forma exclusiva el factor de Von Willebrand, una proteína plasmática que sirve como un puente entre los componentes moleculares de la pared vascular y la glucoproteína plaquetaria Ib/IX del receptor.

La activación de las plaquetas adherentes promueve el reclutamiento de plaquetas adicionales, que culminó en la formación del tapón plaquetario. Cuantitativa o cualitativa defectos en cualquiera de las plaquetas o el factor de Von Willebrand (enfermedad de Von Willebrand), conducen a defectos de la hemostasia primaria.

Los pacientes se presentan con un tiempo de sangrado prolongado y manifestaciones mucocutáneas sangrado. En la siguiente fase, la hemostasia secundaria, los factores de coagulación del plasma se activan secuencialmente, lo que conduce a la formación de fibrina y del cross-linking. Estas reacciones tienen lugar principalmente en la superficie de las plaquetas activadas y son esenciales en el mantenimiento de la estabilidad del tapón plaquetario inicial. hemostasia secundaria defectuosos se deriva de las deficiencias congénitas o adquiridas de los factores de la coagulación. A pesar de estos defectos son más a menudo asociadas con hemorragia en las articulaciones y tejidos blandos, otras manifestaciones, incluyendo el sangrado uterino anormal, puede estar presente.

.

El tiempo de protrombina y del tiempo de tromboplastina parcial activado servir como pruebas de detección inicial para estos trastornos de la coagulación, aunque las pruebas más específicas, incluyendo niveles del factor, tiempo de trombina, la solubilidad del coágulo, y estudios de mezcla, son necesarios para definir completamente el defecto.

En la fase final de la hemostasia normal, la fibrinolisis, el coágulo de fibrina se somete a un proceso ordenado de la degradación. Las deficiencias en los inhibidores de la normal de la fibrinolisis, como el alfa 2-antiplasmina o inhibidor del activador del plasminógeno-1, puede ser infradiagnosticada causas de retraso en el sangrado, ya que no son identificados por las pruebas de detección habituales de coagulación.

Enfermedad de Von Willebrand (VWD), el más común de trastorno hereditario de la coagulación, los resultados de una deficiencia de factor von Willebrand (FVW), una proteína necesaria para la adhesión de las plaquetas normales en el sitio del endotelio lesionado y para La preservación del factor VII en la circulación.

La prevalencia de la EvW se ha reportado que ser tan alto como 1,3%. Entre las mujeres con VWD, menorragia es el síntoma más común y afecta a un 32% a 100%. Además de la menorragia, la mujer con EvW parecen tener un riesgo mayor de desarrollar hemorragia quistes en los ovarios y, posiblemente, la endometriosis. A medida que crecen, pueden ser más propensos a las condiciones de manifestar sangrado, tales como miomas, hiperplasia del endometrio y pólipos. Durante el embarazo, pueden estar en mayor riesgo de complicaciones de aborto involuntario y sangrado, sobre todo retraso o la hemorragia post-parto secundaria. hematomas dentro de la vagina o la vulva, extremadamente raro en las mujeres sin trastornos de la coagulación, no son infrecuentes.

Numerosos estudios epidemiológicos han confirmado una asociación entre el trastorno de la hemostasia y la menorragia, con una incidencia de la deficiencia de factor Von Willebrand de 10 a 20%, el trastorno subyacente sangrado más común. Además, parece que las anomalías de la función plaquetaria son 3 - 4 - veces más común que la deficiencia de FvW en asociación con menorragia.

Por el contrario, el ibuprofeno está siendo ampliamente investigada para determinar si, si es realmente tan eficaz como la indometacina, que es menos probable que dañe los bebés. El trabajo de Naulaers et da garantía más de que probablemente el ibuprofeno no afecta la circulación cerebral en las formas en que la indometacina ciertamente. Lo que todavía no sabemos es si el ibuprofeno es tan efectivo y seguro (o inseguro) como en dosis bajas, Por los siguientes 6 meses no profilaxis efectiva fue dado, y en una fecha posterior abierta uso de etamsilato comenzó (en todos los recién nacidos ventilados <1.500 g). Para que los niños lo suficiente como para formar un estudio de seguimiento, todos los recién nacidos con muy bajo peso ingresados en la unidad durante un período de dos años fueron considerados, ya sea que se incluyeron en el ensayo original o no. Sólo los bebés nacidos en este hospital y un peso de 501-1500 g al nacer, que estaban libres de PVH en la ecografía inicial; ventilado durante al menos 6 horas; libre de malformaciones congénitas letales, la meningitis o el síndrome de Down, y que sobrevivieron a seguir durante al menos un año fueron incluidos. Cuarenta y tres niños se habían tratado con etamsilato 5.12 mg / kg por hora para 16 dosis de 6 a partir dentro de dos horas después del nacimiento. Cuarenta y ocho no habían sido tratados con etamsilato y formaron el grupo control. Se mostraron los datos clínicos para el grupo que recibió tratamiento y durante los controles No hubo diferencias significativas en los datos clínicos se observó entre el grupo que recibió etamsilato y controla la excepción de la incidencia de PVH (P <0,01) Durante el seguimiento hubo cuatro niños anormales a cabo de los 43 en el etamsilato grupo que recibió y 10 de los 48 en el grupo control. Dos bebés anormales en el grupo que recibió etamsilato y cinco en el grupo control había hidrocefalia progresiva que requieren derivación ventriculoperitoneal (VPS). Un niño en el grupo que recibió etamsilato y dos en el grupo control fueron sin PVH, pero tuve problemas del neurodesarrollo durante el seguimiento

En un estudio de Ginecología cuarenta y dos pacientes fueron estudiados. Ellos ingresaron entre diciembre de 1977 y septiembre de 1978 para los principales procedimientos vaginales. Los pacientes con una diátesis hemorrágica conocida o se sospecha que fueron excluidos. Se obtuvo consentimiento informado en cada caso. ampollas pre- ramdomizadas codificadas y fueron utilizados de una manera doble ciego. El código no se rompió hasta que el estudio se terminó.

El etamsilato 750 mg o el volumen equivalente de placebo fue inyectado por vía intravenosa inmediatamente después de la inducción de la anestesia general. Varios cirujanos diferentes participaron y sus técnicas quirúrgicas fueron las que generalmente se adopta. El uso de la anestesia epidural o infiltración local con agentes vasoconstrictores. La pérdida de sangre operatoria fue estimada clínicamente en cada caso de trombosis venosa profunda fue diagnosticado con un 25 fibrinógeno I-etiquetadas según lo descrito por Atkins y Hawkins. y las mediciones diarias fueron tomadas en la superficie medial de cada miembro. Una lectura de línea de base fue pre-operatoriamente y las medidas adicionales adoptadas por tres o cuatro días después de la operación. La edad media de los 23 pacientes que recibieron etamsilato fue de 58,2 años y de los 19 en el grupo placebo 60 5 años. Un paciente de cada grupo tenía varices venosa de las extremidades inferiores. Cinco en el grupo etamsilato se considera exceso de peso (más de 111 piedras (73 kg)) en comparación con dos en el grupo placebo. Los anestesia epidural dado como un complemento a la cirugía número cinco (22) en el etamsilato y seis (32 U10) en el grupo placebo. Diecisiete (74%) de los etamsilato dado y 13 (68%) de los que recibieron placebo recibieron un agente local de vasoconstrictores antes de la cirugía. La morbilidad postoperatoria en los pacientes en los dos grupos se muestra en la tabla. Uno de los pacientes en el grupo de la trombosis venosa profunda, trombosis de la vena femoral desarrollados, confirmada clínicamente, mientras que los otros (con trombosis de la pantorrilla) fueron clínicamente asintomáticos.

En otro estudio se compararon los resultados del desarrollo neurológico de los sobrevivientes del ensayo multicéntrico de etamsilato (el iRNN de etamsilato) para la prevención de la hemorragia periventricular en recién nacidos con muy bajo peso. Doble ciego, solo observador, prospectivo de seguimiento del estudio controlado con placebo. Seis unidades de cuidados intensivos neonatales en el Reino Unido. resultado del desarrollo neurológico fue evaluado en los locales de la salud o casas de los niños. 268 de 276 sobrevivientes del estudio original fueron vistos entre 3.5 y 4.2 años de edad.

Se administró etamsilato 12,5 mg / kg o placebo por hora dentro de una hora de entrega de cuatro días de seis. escalas McCarthy de habilidades de los niños, estandarizados examen neurológico, el examen físico completo, valoración funcional y audiometría.

Dentro de los resultados no hubo diferencias entre los grupos en los resultados neuromotor (parálisis cerebral) o en el índice general cognitivo (GCI) de las escalas McCarthy (media de IMC fue de 93,3 para el grupo etamsilato (n = 133) y el 89,7 para el grupo placebo (n = 131), p = 0.10). Había más niños con IMC <70 (9 v 19, p = 0,047) (p = 0,03 3 v 11) en el grupo placebo o 50. Menos niños en el grupo etamsilato había entrecierra los ojos (17 v 30, p = 0,042) o la cirugía necesaria para conducto arterioso persistente (1 v 8, p = 0,036).

Dentro de las conclusiones se demostró que el etamsilato no se asoció con una reducción en la parálisis cerebral. Grave deterioro cognitivo se redujo, pero murió más hijos y la mejora puede deberse a que menos sobrevivió con bajo IMC.

En otro estudio el objetivo fué evaluar el papel del etamsilato para reducir el riesgo de daño cerebral hemorragica y sus consecuencias. Se dio seguimiento de los recién reclutados en un ensayo controlado randomizado.

Un total de 334 niños nacidos antes de las 33 semanas de gestación en Francia y Grecia se asignaron al azar dentro de las primeras cuatro horas después del nacimiento ya sea para recibir etamsilato o actuar como testigos. Los principales resultados en el ensayo fueron la muerte o deterioro y / o discapacidad en la edad de dos años.

Los resultados reportados son en cincuenta y nueve niños se perdieron durante el seguimiento. Un total de 115 (34%) murieron o presentaron alguna deficiencia o discapacidad, y 88 (26%) murieron o presentaron deterioro grave o discapacidad a dos años de edad. Estos resultados no difirieron significativamente entre los dos grupos al azar. Los riesgos relativos y el 95% reintervalo de confianza fueron 1.14 (0.78-1.4) y 1.17 (0.82 a 1.68) respectivamente.

Los resultados fueron similares para todos los análisis de subgrupos predefinidos estratificado por los principales factores pronósticos al ingresar al estudio: el país de nacimiento, edad gestacional <29 semanas o, innata o outborn, edad <o 1 hora, y con o sin anormalidad cerebral.

Por lo anterior se concluye que éstos hallazgos no apoyan el uso de etamsilato. Otras estrategias que deben ser evaluados para la prevención de la mortalidad y la morbilidad en estos niños vulnerables.

Se realizó la comparación en la eficacia y la aceptabilidad de etamsilato, ácido mefenámico, y el ácido tranexámico para el tratamiento de la menorragia. Siendo el diseño del estudio un ensayo controlado con asignación al azar. Y el cual se llevó a cabo en un departamento universitario de obstetricia y ginecología. Sujetos: 76 mujeres con sangrado uterino disfuncional. El tratamiento durante cinco días desde el día 1 de la menstruación durante tres períodos menstruales consecutivos. 27 pacientes fueron asignados aleatoriamente para tomar 500 mg de etamsilato seis horas, 23 pacientes a tomar ácido mefenámico 500 mg de ocho horas, y 26 pacientes a tomar ácido tranexámico 1 g seis horas.

Dentro de los resultados la pérdida menstrual medida por el método de la hematina alcalina en tres períodos menstruales y el control de tres períodos menstruales durante el tratamiento, la duración del sangrado, la estimación del paciente de la pérdida de sangre, uso de toallas sanitarias, la incidencia de la dismenorrea, y los eventos no deseados. Con el uso del etamsilato no significa reducir la pérdida de sangre menstrual mientras que el ácido mefenámico, reduce la pérdida de sangre en un 20% (media de pérdida de sangre 186 ml antes del tratamiento, 148 ml durante el tratamiento) y el ácido tranexámico reduce la pérdida de sangre en un 54% (media de pérdida de sangre 164 ml antes del tratamiento , 75 ml durante el tratamiento). El uso de toallas sanitarias se redujo significativamente en los pacientes tratados con ácido mefenámico y ácido tranexámico.

Se concluyó qué el ácido tranexámico dado durante la menstruación es un tratamiento seguro y muy eficaz para el sangrado excesivo. Los pacientes con hemorragia uterina disfuncional se debe ofrecer el tratamiento médico con ácido tranexámico antes de tomar una decisión acerca de la cirugía.

Existen investigaciones del efecto del etamsilato como agente hemostático en la hemorragia inducida por la aspirina en mucosa gástrica. Dieciocho sujetos sanos fueron estudiados en tres ocasiones, a finales de los 48 períodos de horas de tratamiento con a) placebo, b) aspirina y c)las aspirina de 600 mg cuatro veces al díacon cada dosis precedida de etamsilato 500 mg.

Al final de cada período de tratamiento de hemorragia mucosa gástrica en tiempo de lavado gástrico se cuantificó utilizando la reacción ortotolidina. La aspirina aumento en el sangrado de una tasa en el grupo placebo de 1,2 microlitros 10 min-1 media geométrica (límites del 95% de confianza) (0,7 a 1,8) microlitros 10 min-1 a 20,0 (11.6-34.2) microlitros 10 min-1 (P menor que 0,01). La tasa de sangrado después de la aspirina, precedido por etamsilato 14.1 (8.5-23.4) microlitros 10 min-1] Se concluye que el etamsilato no reduce hemorragia mucosa gástrica aguda inducida por aspirina en personas sanas.

Se ha comprobado que el etamsilato disminuye la pérdida de sangre en ciertas situaciones clínicas como la menorragia y después de algunos procedimientos quirúrgicos. Este potencial para reducir el sangrado ha llevado a la hipótesis de que puede tener un papel que desempeñar en la reducción de la hemorragia intraventricular en recién nacidos prematuros.

Se ha determinado que etamsilato, en comparación con el placebo o ningún tratamiento, reduce la morbilidad y la mortalidad en recién nacidos prematuros. Se realizaron búsquedas en el Grupo Cochrane de Neonatología registro de ensayos (24 de agosto de 2009), el Registro Cochrane Central de Ensayos Controlados (CENTRAL, The Cochrane Library 2009, número 2), MEDLINE y EMBASE (enero 1966 hasta julio de 2009) y la Base de Datos de Oxford de Ensayos Perinatales con los siguientes criterios de selección: Ensayos controlados aleatorios o cuasi-aleatorios que comparan etamsilato con placebo o ningún tratamiento. La búsqueda inicial de ensayos con los bebés nacidos con menos de 32 semanas de gestación se amplió posteriormente para incluir ensayos con los recién nacidos prematuros <35 semanas de gestación o menos de 2000 gramos de peso al nacer. Se incluyeron los estudios que informaban sobre los resultados de todos los niños hasta su casa la muerte o la descarga.

Los datos de los informes de seguimiento del neurodesarrollo fueron incluidos sólo si al menos el 80% de los participantes .

En la recopilación de la información y la evaluación del análisis, los autores evaluaron de forma independiente evaluaron la calidad de los ensayos y extrajeron los datos. Se calculó el riesgo relativo (RR) y diferencia de riesgo (DR), junto con el 95% de intervalo de confianza (IC) y se utiliza un modelo de efectos fijos para el metanálisis.

Los resultados principales se identificaron ocho estudios, pero sólo siete ensayos con 1410 recién nacidos prematuros fueron localizados. No hubo diferencias significativas detectadas en la mortalidad neonatal o el resultado neurológico a los dos años entre los niños tratados con etamsilato y controles. Los bebés tratados con etamsilato había hemorragia intraventricular significativamente menor que los controles a <31 semanas (RR típico 0,63, IC 95%: 0,47 a 0,86) y la gestación <35 semanas (RR típico 0,77, 0,65 a 0,92).

También hubo una reducción significativa en el grado 3 y 4 de hemorragia intraventricular, cuando todos loos recién nacidos<35 semanas de gestación (RR 0.67, IC 95%: o.49 a 0.94) fueron analizados como un solo gurpo, pero no para el grupo de recién nacidos < 32 semanas solamente.

Hubo una reducción en el conducto arterioso permeable sintomático en <31 semanas de gestación (RR 0.32, IC 95%: 0,12 a 0,87). No hubo efectos adversos del etamsilato identificados a partir de ésta revisión sistemática.

Dentro de las conclusiones de los revisores, comentan que los recién nacidos prematuros tratados con etamsilato no mostraron reducciones en la mortalidad o la deficiencia del desarrollo nervioso a pesar de la reducción en todos los grados de hemorragia intraventricular en los bebés de gestación <35 semanas

Los sangrados menstruales abundantes (SMA) son el ejemplo importante de enfermedad en las mujeres premenopáusicas. Aunque la cirugía se utiliza a menudo como tratamiento, una serie de tratamientos médicos están también disponibles. Los fármacos antiinflamatorios no esteroides reducen los niveles de prostaglandina, que se elevan en las mujeres con sangrado menstrual excesivo y también pueden tener un efecto beneficioso sobre la dismenorrea.

El objetivo principal de los estudios en ginecología es investigar la efectividad de los fármacos anti-inflamatorios no esteroideos (AINE) en el logro de una reducción de las pérdidas sanguíneas menstruales en mujeres en edad reproductiva con menorragia. Los criterios de inclusión fueron comparaciones aleatorias de AINE individuales con cada uno de otros, placebo u otros tratamientos médicos en las mujeres con períodos regulares pesados medidos objetiva o subjetivamente y sin (inducida por el tratamiento) patológica o iatrogénica causas por las grandes pérdidas de sangre menstrual.

Dentro de los resultados como grupo, los AINE fueron más efectivos que el placebo para reducir el sangrado menstrual abundante, pero menos efectivos que el ácido tranexámico, el danazol o el sistema intrauterino liberador de levonorgestrel (SIU LNG).

El tratamiento con danazol produjo una duración más corta de la menstruación y más eventos adversos que los AINE, pero esto no parece afectar a la aceptabilidad del tratamiento. No hubo diferencias estadísticamente significativas entre los AINE y los otros tratamientos (progestágeno oral luteínica, etamsilato, un sistema de liberación de progesterona mayores intra-uterino (Progestasert), anticonceptivos orales (OCC)), pero la mayoría de los estudios tuvieron el poder suficiente. No hubo evidencia de una diferencia entre los AINE individuales (naproxeno y ácido mefenámico) en la reducción de la menorragia. Se concluye que los AINE reducen la menorragia en comparasión con el placebo, pero son menos efectivos que el ácido tranexámico ó el danazol.

Sin embargo, los eventos adversos son más graves con el tratamiento con danazol. En el número limitado de estudios pequeños adecuados para la evaluación, no hubo diferencias significativas en la eficacia fue demostrada entre los AINE y otros tratamientos médicos como progestágeno oral luteínica, el etamsilato, u otro tipo.

En neurología pediátrica es idispensable comparar los resultados de los estudios basados en del desarrollo neurológico de los sobrevivientes del ensayo multicéntrico de etamsilato (el iRNN de etamsilato) para la prevención de la hemorragia periventricular en recién nacidos con muy bajo peso.

En un estudio doble observador ciego, simple, prospectivo de seguimiento del estudio controlado con placebo, intervinieron seis unidades neonatales de cuidados intensivos en el Reino Unido; resultado del desarrollo neurológico fue evaluado en los locales de la salud o casasde los niños.
La población de estudio fue de 268 de 276 sobrevivientes del estudio original fueron vistos entre 3,5 y 4,2 años de edad. Todos eran innatas y pesó 1.500 gramos o menos al nacer. Se empleó el Etamsilato 12,5 mg / kg o placebo por hora dentro de una hora de entrega de cuatro días de seis.

Mediante escalas McCarthy de habilidades de los niños, estandarizados examen neurológico, el examen físico completo, valoración funcional, siete carta de examen de la vista Stycar y audiometría.

Los resultados evidenciaron que no hubo diferencias entre los grupos en los resultados neuromotor (parálisis cerebral) o en el índice general cognitivo (GCI) de las escalas McCarthy (media de IMC fue de 93,3 para el grupo etamsylate (n = 133) y el 89,7 para el grupo placebo (n=131), p=0.10. Había más niños con IMC <70 (9 v 19, p = 0,047) o </ = 50 (3 v 11, p = 0,03) en el grupo placebo. Menos niños en el grupo etamsilato (17 v 30, p = 0,042) o la cirugía necesaria para conducto arterioso persistente (1 v 8, p = 0,036).

Por lo que se concluyó que etamsilato no se asoció con una reducción en la parálisis cerebral. Grave deterioro cognitivo se redujo, pero murió más hijos y la mejora puede deberse a que menos sobrevivió con bajo IMC.

Cabe mencionar que el etamsilato agente hemostático aumenta la expresión de la membrana de la P-selectina en las plaquetas humanas, pero si esto promueve la formación de agregados de plaquetas-leucocitos se desconoce. Aquí hemos investigado este punto por la determinación de la citometría de flujo de los agregados de leucocitos humanos de las plaquetas en condiciones basales y después de la perfusión de sangre total a través de un segmento de aorta de conejo dañado.

Las acciones del etamsilato sobre las moléculas de adherencia de las plaquetas y leucocitos fueron investigados en paralelo. En condiciones basales, el etamsilato no pudo modificar la agregación de plaquetas de sangre total, leucocitos, pero después de la perfusión de sangre total a través de un buque averiado, etamsilato producido un modesto, pero significativo aumento en los agregados de leucocitos, plaquetas (48 + / -21 y 45 + / -26% por encima de los niveles de control en el etamsilato 20 y 40 micras, respectivamente).

En las membranas plasmáticas aisladas de leucocitos, 14C-etamsilato específicamente ligada a una cantidad de 660 pmol / mg de proteína. Por otra parte, a una concentración> o = 1 micras, etamsilato indujo un importante incremento (100-200%) y significativa en la glicoproteína P-selectina ligando una señal (PSGL-1) de fluorescencia en leucocitos aislados y no fue capaz de modificar significativamente el porcentaje de células CD11b-positivas.

Sin embargo, no hay cambios significativos en la formación de agregados se encontraron etamsilato se incubó con leucocitos aislados de sangre y se reconstituyó y perfundidos. En las membranas de las plaquetas aisladas de células, anticuerpos anti-P-selectina y el anti-integrina RGD que contienen pentapéptido (GRDGS) no fueron capaces de desplazar a 14C-etamsilato vinculante.

Estos resultados, junto con el aumento observado previamente de las plaquetas P-selectina membrana expresión Thromb confirma y extiende la opinión de que los actos del etamsilato en el primer paso de la hemostasia.

Es conocido y mencionado que el etamsilato posee propiedades antihemorrágica, pero si es o no activa directamente plaquetas de la sangre no está claro. Sin embargo se ha investigado el potencial de activación de las plaquetas de etamsilato, midiendo la expresión de membrana P-selectina por citometría de flujo en la sangre humana entera y también por la proyección de imagen de inmunofluorescencia de plaquetas humanas aisladas. Por otra parte, se midió la expresión de membrana P-selectina en la línea de SV40-transformado de células endoteliales de aorta de rata (SVAREC) y la membrana 14C-etamsilato vinculantes y / o la captación de las plaquetas y células endoteliales.

Toda la citometría de flujo de sangre mostraron un aumento modesto, pero estadísticamente significativa por etamsilato en el porcentaje de plaquetas que expresan la P-selectina (del 2% al 5.4%, $p < 0{,}05$). Inmunofluorescencia mostró una considerable (39%) y ($p < 0{,}01$) significativa mejora de la expresión de P-selectina en la concentración más baja de etamsilato prueba (1 microM), con el mejoramiento de la máxima expresión de la P-selectina (75-90%) a 10 microM etamsilato.

Se obtuvieron resultados similares en las células endoteliales SVAREC. 14C-etamsilato específicamente vinculado a las plaquetas y las membranas de las células endoteliales, sin captación significativa en el interior de la célula. En conclusión, el etamsilato aumenta la expresión de membrana de P-selectina en las plaquetas humanas y cultivos de células endoteliales.

Etamsilato se une específicamente a un receptor de la proteína en las membranas de plaquetas y células endoteliales, el receptor que puede ser una señal para la expresión de membrana P-selectina.

Estos resultados apoyan la idea de que los actos etamsilato en el primer paso de la hemostasia, mediante la mejora de la adhesividad plaquetaria y la restauración de la resistencia capilar.

Podemos mencionar ejemplos como la evaluación del etamsilato para reducir el riesgo de daño cerebral hemorragico y sus consecuencias. La cual se hizo un seguimiento de niños reclutados en un ensayo controlado aleatorizado.

Seleccionando un total de 334 bebés nacidos antes de 33 semanas de gestación en Francia, y Grecia fueron las personas de recursos asignados al azar dentro de las primeras cuatro horas del nacimiento de cualquier etamsilato para recibir o para actuar como controles.

En relación a los resultados se puede comentar que cincuenta y nueve niños fueron las personas de recursos perdidos durante el seguimiento. Un total de 115 (34%) murieron o presentaron alguna deficiencia o discapacidad, y 88 (26%) o bien habían muerto o grave deficiencia o discapacidad a los 2 años de edad. Estos resultados no difirieron significativamente entre los dos grupos al azar: los riesgos relativos y los intervalos de confianza del 95% 01:14 (0,78 a 1,4) y 1:17 (0.82 a 1.68), respectivamente.

Estos hallazgos no apoyan el uso de etamsilato. Otras estrategias que deben ser evaluados para la prevención de la mortalidad y la morbilidad en estos infantes vulnerables.

En áreas de la Medicina como es la urología se han realizado estudios para constatar y conocer los efectos del etamsilato sodio (SE) en la actividad anticoagulante y antiagregante del endotelio vascular en pacientes con fiebre hemorrágica con síndrome renal (FHSR). Un estudio de 70 pacientes inscritos SE FHSR (58 varones, 12 mujeres menores de 30 años) compatible por la gravedad de la enfermedad. Se dividieron en dos grupos. 42 pacientes del grupo control recibieron la terapia estándar, 28 pacientes del grupo de estudio recibieron solución adyuvante 12% de la SE en 1500-2000 mg dosis diaria en el curso del período de oliguria FHSR. parámetros hemostáticos se midieron antes y después de la banda de prueba para investigar el estado de la pared vascular con el cálculo del índice athrombogenicity (la relación de los índices relevantes antes y después del balón de ensayo).

En oliguria, ambos grupos tenían índices de referencia antiagregación significativamente mayor que en el control. La tendencia en la actividad anticoagulante del endotelio microvascular no difiere mucho de los grupos. Esta foto ha persistido también en poliuria. En la hemostasia convalecencia fue similar en ambos grupos..

Investigadores de diversas áreas médicas en base a revisiones amplias han comentado que no se encontraron estudios prospectivos sobre la extracción dental en los pacientes anticoagulados en la literatura, aunque la mayoría de los autores sugieren que no hay necesidad de cambiar el tratamiento anticoagulante y utilizar una medida hemostáticos locales después de la extracción. En el presente estudio, se probó la incidencia de complicaciones de sangrado después de la extracción dental en un grupo de 250 pacientes anticoagulados consecutivos. Doscientos cincuenta y sujetos no anticoagulados que la extracción dentaria que constituyeron el grupo control.

En todos los pacientes, el tratamiento anticoagulante no se ha cambiado (Internacional Ratio, 1,8-4) y medidas hemostáticas locales (esponja de fibrina, la sutura de seda y gasa saturada con ácido tranexámico) fueron utilizados.

Todos los procedimientos fueron realizados en un entorno ambulatorio. Se registraron cuatro complicaciones hemorrágicas en el grupo de pacientes anticoagulados y tres en el grupo control. La diferencia de complicaciones de sangrado en los dos grupos no fue estadísticamente significativa (riesgo relativo, 1,14; 95% intervalo de confianza, 0.29-6.04, p = 0,7). Ninguno de los fines de sangrado post-operatorio requiere hospitalización y / o transfusiones de sangre, y otras medidas locales fueron suficientes para detener el sangrado. El protocolo propuesto en el presente estudio hace extracciones dentales en pacientes anticoagulados posible en forma ambulatoria, con una reducción de costes para la comunidad y el malestar de menor importancia para los pacientes.

Sin embargo nuestra revisión bibliográfica contradice algunos autores, hemos encontrado que-- en odontología se han publicado pocos trabajos con respecto al uso del etamsilato para control del sangrado transoperatorio ó postoperatorio, como se menciona en una investigación donde, el objetivo de éste estudio era demostrar la posibilidad de extraer los dientes sin necesidad de modificar el tratamiento anticoagulante (antiagregante y agentes anti-vitamina K).

Doscientos pacientes fueron sometidos a extracción dental de mayo 2003 a julio 2006, sin modificar su tratamiento anticoagulante, sólo 137 de ellos fueron hospitalizados.

La mayoría de los dientes fueron extraídos bajo anestesia local, y la almohadilla hemostáticos fueron insertados en las tomas sin sutura.

Mil y dieciséis extracciones se realizaron con trastornos de la coagulación en el 4%, resuelto con éxito mediante el uso de hemostáticos locales.

La modificación de un tratamiento anticoagulante es un factor de riesgo de complicaciones tromboembólicas por la realización de la extracción del diente de acuerdo a nuestro protocolo disminuye este riesgo y las complicaciones hemorrágicas, lo que demuestra la validez de nuestra técnica.

Es por lo anterior que el uso del etamsilato en procedimientos de extracciones dentales, cirugía oral y maxilofacial, asi como en áreas quirúrgicas e inclusive no quirúrgicas, es una alternativa para ser utilizado, ya que sus beneficios conlleva a realizar procedimientos en menor tiempo, proteger al paciente de pérdidas sanguíneas importantes que comprometan su fisiología y también el evitar el abuso de la transfusión sanguínea, obviamente sin comprometer la vida de los pacientes.

CONCLUSIONES

8.-Conclusiones.

1.- El uso de etamsilato de forma preoperatoria a intervenciones quirúrgicas para el tratamiento de deformidades craneofaciales no influyó en los niveles de hemoglobina postoperatorios.

2.- Los valores de hematocrito postoperatorio mostraron una reducción en ambos grupos de estudio, determinándose que no existe una influencia directa del uso del etamsilato en esta variable.

3.- Los valores de tiempo de sangrado, tiempo de protrombina, y tiempo parcial de tromboplasmina fueron similares en ambos grupos de estudio, informando que el uso de etamsilato de forma preoperatoria a a intervenciones quirúrgicas para el tratamiento de deformidades craneofaciales no añade ventaja en relación a estas variables.

4.- La tensión arterial sistólica, diastólica y la saturación de oxígeno se mantuvieron dentro los límites de los estándares se administrara o no el tratamiento experimental.

5.- Por tanto, el uso de etamsilato como premedicación ante intervenciones quirúrgicas para el tratamiento de deformidades craneofaciales no tuvo influencia sobre las variables postoperatorias relacionadas con la hemostasia.

ANEXOS

9.-CARTA DE CONSENTIMIENTO INFORMADO

Por medio de este conducto me doy por enterado y estoy de acuerdo en participar en el proyecto de investigación titulado:

"Evaluación Hemostática del Etamsilato en Cirugía Ortognática."

En el presente estudio se tiene como propósito identificar los beneficios clínicos y biofisiologicas que mejoran la evolución y pronostico en los pacientes con el uso del fármaco antes mencionado.

Reconozco que he sido informado ampliamente sobre los posibles inconvenientes y beneficios derivados de mi participación en el estudio, por parte de los responsables de esta investigación, estando de acuerdo en cada uno de los términos expuestos.

El investigador se ha comprometido a darme información oportuna sobre cualquier procedimiento alternativo adecuado que pueda ser ventajoso para mi tratamiento, así como responder a cualquier pregunta y aclarar cualquier duda que se plantee acerca de los procedimientos que se llevaran a cabo.

Que el Dr.Fermín Guerrero Del Angel, es Especialista en Cirugía Maxilofacial, es miembro activo de la Asociación Mexicana de Cirugía Oral y Maxilofacial A. C. y es Certificado por el Consejo Mexicano de Cirugía Oral y Maxilofacial, A.C. cuenta con amplia experiencia en su especialidad y se encuentra en constante actualización según lo demuestran sus credenciales.

Tampico , Tamaulipas, a los _____ días del mes _____________ del 2007

____

Dr. Fermín Guerrero Del Angel.

__________________________ __________________________

Nombre y firma del paciente Nombre y firma del familiar

BIBLIOGRAFIA

10.- Bibliografía.

1.- Ustrell JM. Historia de la odontología. Barcelona:Ed. UB, 1997: 23-45.

2.- López Sánchez J. Ciencia y Medicina; Historia de la Medicina. Ciudad de la Habana: Editorial Científico-Técnica 1986: 1-30, 176-91.

3.- Campanioni FA. Contribución a la historia de la estomatología cubana. Ciudad de La Habana: Editorial Ciencias Médicas, 2000:11-162.

4.- Gay Escoda C. Fuentes de la cirugía bucal y máxilofacial y selección bibliográfica.3era ed. Barcelona: Gráficas Signo, 1998:15-109.

5.- Hadgar AJ. Evolución de una ciencia. Acta Odont Venez 1994; 32(2):41-4.

6.- González Iglesias J. La dentadura del hombre de los hielos. Gac Dent 1997; 8(78):20-6.

7.- Gay Escaoda C, Berini L. Cirugía bucal. Madrid: Ergon, 1999: 352-8.

8.- Guthrie D. Historia de la medicina. Barcelona: Salvat Editores SA, 1947: 26-9.

9.- Colectivo de autores. Cirugía. 2da ed. T-2. Ciudad de La Habana: Editorial Científico-Técnica, 1967:1-9.

10.- Ramanathan K. Some aspects of dentistry in ancient India. Malayian Dent 1961; 1(2): 20-4.

11.- Chumez Ch. Dos mil años después. Gac Dent 1997; 8(78): 20-6.

12.- Thonvald J. Science and secrets of early medicine. A Helen and Kurt Wolff Book. Hancourt Brace and World. Inc. New York, 1963: 166-73.

13.- Saturno Canelón J. Raíces histórico-sociales de la medicina, la odontología y la curandería. Acta Odontol Venez 1989; 27(1): 16-9.

14.- Inglis B. Historia de la medicina. México: Grijalbo, 1968.

15.- García Ballesteros L. Galeno. Madrid: Ediciones Guadarrama, 1972: 104-28.

16.- Ring ME. Dentistry: an illustrated history. Abradale Press. Hanry N Abrams. New York: Inc Publishers, 1993: 137-46.

17.- Bagur DB. Apuntes de historia de la odontología. El siglo XVII. La medicina y la cirugía. Rev Mus Odontol Buenos Aires 1993; 8(15): 9-14.

18.- González Iglesias J. Historia de la odontoestomatología española. Madrid: Avances, 1994.

19.- Ruiz Millares S, Becerra Troya M. Algunos aspectos de la historia de la estomatología en Cuba. *Rev Cubana Estomatol* 1989; 26(3): 148-55.

20.- López Espinosa JA. Bosquejo histórico de la bibliografía cubana sobre estomatología. *Rev Cubana Estomatol* 1999; 36(1): 5-16.

21.- Alshameeri RS, Mammen EF. Performance characteristics and clinical evaluation of an in vitro bleeding time devices. Thrombostat 4000. *Thromb Res* 1995;71:275-8.

22.- Alvarez Llano E, et.al. Etamilato y Dobensilato: Agentes inhibidores de la agregación plaquetaria in vivo. *An Real Acad Farm* 1986;52:491-496

23.- Angelos MG, et.al. Coagulation studies : phrotrombin time, partial thromboplastin time, bleeding time. *Emerg Med Clin North Am* 1986;4: 95-113

24.- Baker LC. et al. Flow cytometric assays to detect platelet activation and aggregation in device-implanted calves. *J. Biomaterial Res.* 1998; 41: 312-321

25.- Benet LZ. Et. Al Farmacocinética. Dináemica de la absorción, distribución y eliminación de los fármacos. Hardman JG, Limbrid LE, Goodman Gilman A. Goodman and Gilman. Las bases farmacológicas de la terapéutica. 9a. edición Vol. 1 México D.F. Ed. McGraw-Hill Interamericana Editores S.A. 1996: 3-29.

26.- Benson JWT. Et al. Multicentre trial of ethamsylate for prevention of periventricular in very-weigth infants. Lancet 1986;2: 1297-300.

27.- Bernet F. et.al. reduction of blood loss and transfusion requirements after coronary artery bypass grafting : similar efficacy of tranexamic acid and aprotinin in aspirin-treated patients. J. Card Surg. 1999;45 :868-872.

28.- Bhatt AD. Endotelins and anti-endotelins. J. Assoc Physicians India 1997;45:869-872.

29.- Boersma E. Platelet glycopreotein IIb/IIIa receptor in non ST elevation acute coronary syndromes: early benefit during medical treatment only, with additional protection during percutaneous coronary intervention. Circulation 1999;100:2045-2048.

30.- Bonnar J. Treatment of menorragia during menstruation ; randomized controlled trial of ethamsylate, mefenamic acid and tranxenamic acid. Br. Med J. 1996; 313:579-82.

31.- Norzini P. Evaluation of the hemostatic function of stored platelets concentrates using the platelet function analyzer. Haematologica 1999;26:1065-1078.

32.- Chamberlain G. A comparative study of ethamsylate and mefenemix acid in dysfunctional uterine bleeding. Br. J. Obstet Gynaecol 1991;98,707-711.

33.- Daneshmed Tk. Fairlure to reduce aspiri-induced gastrical mucosal bleeding in humans. Br J Clin Pharmacol. 1989;28:109-112.

34.- Deacock ARC. The anti-haemorragic activity of ethamsylate (Dicynene*) an experimental study. Br. J Anhaest 1969;41:18-24.

35.- Kobrinsky NL. Symergistic shortening of the bleeding time by desmopressin and ethamsylate in patients with various constitutional bleeding disorders. Am J Pediatr Hmatol Oncol. 1991;13: 437-441

36.- Okuma M. Effectys of the ethamsylate on platelets functions and arachidonic acid metabolism, Thromb Haemost 1982;48:330-333

37.- Vinazzer H. Clinical and experimental studies on the action of ethamsylate on haemostasis and on platelet functions. Throm Res 1980;19: 783-791

38.- Bell WH. Revascularization and bone healing after anterior maxillary osteotomy. A study using adult rhesus monkeys. J Oral Surg 1969;27:249

39.- Stearns J; Fonseca R. Revascularization and healing of orthognaticsurgical procedures .Oral and Maxillofacial Surgery Vol. 2;2000. Cap. 6 151-168

40.- Garay P.R.,Chiavaroli C,Hannaert P. Therapeutic efficacy and mechanism of action ofethamsylate, a long-satanding hemostatic agent. Am J Ther. 2006.13(3):326-47

41.- Hernández M.R. y Cols. The hemostatic agent ethamsylate promotes platelet-leucocyte aggregate formation in a model of vascular injury. Fundam Clin Pharmacol. 2004 Aug; 18(4):423-30

42.- Hutton R, Wickman E,Tuddenham E. Studies on action of ethamsylate (Dicynone) on haemostasis. Thromb Haemost. 1986 Aug;56(1): 6-8

43.- Duskopva M. Wald M. Orally administered proteases in aesthetic surgery. Aesthetic Plast Surg; 23(1): 41-4

44.- Z.Pacz. Csiky M. Tooth extracción in patients undergoing anticoagulant therapy Forgovzi Sz. 1995;Sep:88(9) 289-92.

45. Abumi K, Shono Y, Ito M, Taneichi H, Kotani Y, Kaneda K (2000) Complications of pedicle screw fixation in reconstructive surgery of the cervical spine. Spine 15:962–969

46. Alanay A, Acaroglu E, Ozdemir O Ercelen O, Bulutcu E, Surat A (1999) Effects of deamino-8-D-arginin vasopressin on blood loss and coagulation factors in scoliosis surgery. A doubleblind randomized clinical trial Spine 24:877–882

47. Alander DH, Stauffer ES (1995). Gelfoam-induced acute quadriparesis after cervical decompression and fusion. Spine 20:970–971

48. Aldouri M (2002) The use of recombinant factor VIIa in controlling surgical bleeding in non-haemophiliac patients. Pathophysiol Haemost Thromb 32 [Suppl 1]:41–46

49. Amar D, Grant FM, Zhang H, Boland PJ, Leung DH, Healey JA (2003) Antifibrinolytic therapy and perioperative blood loss in cancer patients undergoing major orthopedic surgery. Anesthesiology 98:337

50. Arnoldo BD, Minei JP (2001) Potential of hemoglobin-based oxygen carriers in trauma patients. Curr Opin Crit Care 7:431–436

51. Awwad EE, Smith KR (1999) MRI of marked dural sac compression by surgical in the immediately postoperative period after uncomplicated lumbar laminectomy. J Comput Assist Tomogr 23:969–975

52. Banerjee T, Goldscmidt K (1998) "Surgiceloma" manifested as cauda equina syndrome. South Med J 91: 481–483

53. Bellen P (1992) Prevention of peridural fibrosis following laminectomy. Apropos of a case of monoradicular paralysis due to an intracanalar hematoma on Gelfoam. Acta Orthop Belg 58:236–239

54. Behrman MJ, Keim HA (1992) Perioperative red blood cell salvage in spine surgery. A prospective analysis. Clin Orthop 278:51–57

55. Berniere J, Scemama MP, Granados M, Beurier C, Bercovy M (1982) Value of deliberate normovolemic hemodilution associated with a capillary vasoconstrictor, ornipressin, in surgery of the spine. Ann Fr Anesth Reanim 1:419–423

56. Bianconi M, Ferraro L, Ricci R, Zanoli G, Antonelli T, Giulia B, Guberti A, Massari L (2004) The pharmacokinetics and efficacy of ropivacaine continuous wound instillation after spine fusion surgery. Anesth Analg 98:166– 172

57. Bourreli B, Pinaud M, Passuti N, Gunst JP, Drouet JC, Remi JP (1988) Additive effects of dihydralazine during enflurane or isoflurane hypotensive anaesthesia for spinal fusion. Can J Anaesth 35:242–248

58. Brodbelt AR, Miles JB, Foy PM, Broome JC (2002) Intraspinal oxidized cellulose (Surgicel) causing delayed paraplegia after thoracotomy – a report of three cases. Ann R Coll Surg Engl 84:97–99

59. Brodsky JW, Dickson JH, Erwin WD, Rossi CD (1991) Hypotensive anesthesia for scoliosis surgery in Jehovah's Witnesses. Spine 16:304–306

60. Buckley SC, Broome JC (1995) Br J Neurosurg 9:561–563

61. Carless PA, Anthony DM, Henry DA (2002) Systematic review of the use of fibrin sealant to minimize perioperative allogeneic blood transfusion. Br J Surg 89:695–703

62. Carless P, Henry D, Moxey A, O'Connell D, McClelland B, Henderson K, Sly K, Laupacis A, Fergusson D (2004) Desmopressin for minimising perioperative allogeneic blood transfusion. Cochrane Database Syst Rev 1:CD001884

63. Carless PA, Henry DA, Moxey AJ, O'Connell DL, Ferguson DA (2004) Cell salvage for minimizing perioperative allogeneic blood transfusion. IN: The Cochrane Library, Issue 1. Wiley, London

64. Cheng DC, Mazer CD, Martineau R, Ralph-Edwards A, Karski J, Robblee J, Finegan B, Hall RI, Latimer R, Vuylsteke A (2004) A phase II doseresponse study of hemoglobin raffimer (Hemolink) in elective coronary artery bypass surgery. J Thorac Cardiovasc Surg 127:79–86

65. Chillemi S, Sinardi D, Marino A, Mantarro G, Campisi R (2002) The use of remifentanil for bloodless surgical field during vertebral disc resection. Minerva Anestesiol 68:645–649

66. Cirak B, Unal O (2000) latrogenic quadriplegia and bone wax. Case illustration. J Neurosurg 92 [Suppl 2]: 248

67. Cole JW, Murray DJ, Snider RJ, Bassett GS, Bridwell KH, Lenke LG (2003) Aprotinin reduces blood loss during spinal surgery in children. Spine 28:2482–2485

68. Copley LA, Richards BS, Safavi FZ, Newton PO (1999) Hemodilution as a method to reduce transfusion requirements in adolescent spine fusion surgery. Spine 24:219–222

69. Cortet B, Cotten A, Deprez X, Deramond H, Lejeune JP, Leclerc X, Chastanet P, Duquesnoy B, Delcambre B (1994) Value of vertebroplasty combined with surgical decompression in the treatment of aggressive spinal angioma. Apropos of 3 cases. Rev Rhum Ed Fr 61:16–22

70. CoStasis Multi-Center Collaborative Writing Committee (2001) A novel collagen-based composite offers effective hemostasis for multiple surgical indications: Results of a randomized controlled trial. Surgery 129: 445–450

71. Cotten A, Deramond H, Cortet B, Lejeune JP, Leclerc X, Chastanet P, Clarisse J (1996) Preoperative percutaneous injection of methyl methacrylate and n-butyl cyanoacrylate in vertebral hemangiomas Am J Neuroradiol 17:137–142

72. Dehen M, Niederdellmann H, Lachner J (1990) Mechanical properties of collagen or gelatine-stabilized blood clots. Dtsch Z Mund Kiefer Gesichtschir 14:229–231

73. Dunne JR et al (2003) A novel approach to the treatment of gunshot injuries to the sacrum. Am Surg 69: 91–94 30. Du Toit G, Relton JE, Gillespie R (1978) Acute haemodilutional autotransfusion in the surgical management of scoliosis. J Bone Joint Surg Br 60:178–180

74. Edler A, Murray DJ, Forbes RB (2003) Blood loss during posterior spinal fusion surgery in patients with neuromuscular disease: is there an increased risk? Paediatr Anaesth 13: 818–822

75. Erstad BL (2001) Systemic hemostatic medications for reducing surgical blood loss. Ann Pharmacother 35: 925–934

76. Feldman JM, Roth JV, Bjoraker DG (1995) Maximum blood savings by acute normovolemic hemodilution. Anesth Analg 80:108–113

77. Fergusson D, Blair A, Henry D, Hisashige A, Huet C, Koopman-van Gemert A, Katz E, McClelland B, Sigmund H, Laupacis A (1999) Technologies to minimize blood transfusion in cardiac and orthopedic surgery.
Results of a practice variation survey in nine countries. International Study of Peri-operative Transfusion ISPOT) Investigators. Int J Technol Assess Health Care. 15:717–728

78. Florentino-Pineda I, Blakemore LC, Thompson GH, Poe-Kochert C, Adler P, Tripi P (2001) The Effect of epsilon-aminocaproic acid on perioperative blood loss in patients with idiopathic scoliosis undergoing posterior spinal fusion: a preliminary prospective study. Spine 26:1147–1151

79. Florentino-Pineda I, Thompson GH, Poe-Kochert C, Huang RP, Haber LL, Blakemore LCT (2004) The effect of amicar on perioperative blood loss in idiopathic scoliosis: the results of a prospective, randomized double-blind study. Spine. 29:233–238

80. Flynn JC, Metzger CR, Csencsitz TA (1982) Intraoperative autotransfusion (IAT) in spinal surgery. Spine 7:432– 435

81. Friedman J, Whitecloud TS (2001) Lumbar cauda equina syndrome associated with the use of gelfoam: case report. Spine 26:E485–487

82. Friedrich PW, Henny CP, Messelink EJ, Geerdink MG, Keller T, Kurth KH, Buller HR, Levi M (2003) Effect of recombinant activated factor VII on perioperative blood loss in patients undergoing retropubic prostatectomy: a double-blind placebo-controlled randomised trial. Lancet 18 361(9353): 201–205

83. Good L, Peterson E, Lisander B (2003) Tranexamic acid decreases external blood loss but not hidden blood loss in total knee replacement. Br J Anaesth 90:596–599

84. Graham ID, Fergusson D, McAuley L, Laupacis (2000) The use of technologies to minimize exposure to perioperative allogeneic blood transfusion in elective surgery. A survey of Canadian hospitals. Int J Technol Assess Health Care 16:228–241

85. Greenburg AG, Kim HW, Hemolink Study Group (2004) Use of an oxygen therapeutic as an adjunct to intraoperative autologous donation to reduce transfusion requirements in patients undergoing coronary artery bypass graft surgery. J Am Coll Surg 198:373–383

86. Grounds M (2003) Recombinant factor VIIa (rFVIIa) and its use in severe bleeding in surgery and trauma: a review. Blood Rev 17 [Suppl 1]:S11– 21

87. Grundy BL, Nash CL Jr, Brown RH (1981) Arterial pressure manipulation alters spinal cord function during correction of scoliosis. Anesthesiology 54:249–253

88. Grundy BL, Nash CL Jr, Brown RH (1982) Deliberate hypotension for spinal fusion: prospective randomized study with evoked potential monitoring. Can Anaesth Soc J 29:452–462

89. Guay J, Reinberg C, Poitras B, David M, Mathews S, Lortie L, Rivard GE (1992) A trial of desmopressin to reduce blood loss in patients undergoing spinal fusion for idiopathic scoliosis. Anesth Analg 75:317–318

90. Guay J, Haig M, Lortie L, Guertin MC, Poitras B (1994) Predicting blood loss in surgery for idiopathic scoliosis. Can J Anaesth 41:775–781

91. Henry DA, Moxey AJ, Carless PA, O'Connell D, McClelland B, Henderson KM, Sly K, Laupacis A, Fergusson D (2001) Anti-fibrinolytic use for minimizing perioperative allogeneic blood transfusion. Cochrane Database Syst Rev CD001886

92. Herndon JH, Grillo HC, Riseborough EJ, Rich JC Jr (1972) Compression of the brain and spinal cord following use of gelfoam. Arch Surg 104:107 S26

93. Hersey SL, O'Dell NE, Lowe S, Rasmussen G, Tobias JD, Deshpande JK, Mencio G, Green N (1997) Nicardipine versus nitroprusside for controlled hypotension during spinal surgery in adolescents. Anesth Analg 84:1239–1244

94. Ho KM, Ismail H (2003) Use of intravenous tranexamic acid to reduce allogeneic blood transfusion in total hip and knee arthroplasty: a meta-analysis. Anaesth Intensive Care 31:529–537

95. Holmes F (1956) Induced hypotension in orthopaedic surgery; hexamethonium bromide (C6) in 407 orthopaedic operations. J Bone Joint Surg Br 38:846–854

96. Huet C, Salmi LR, Fergusson D, Koopman-van Gemert AW, Rubens F, Laupacis A (1999) A meta-analysis of the effectiveness of cell salvage to minimize perioperative allogeneic blood transfusion in cardiac and orthopedic surgery. International Study of Perioperative Transfusion (ISPOT) Investigators. Anesth Analg 89:861– 869

97. Hutchinson AB, Fergusson D, Graham ID, Laupacis A, Herrin J, Hillyer CD (2001) Utilization of technologies to reduce allogeneic blood transfusion in the United States. Transfus Med 11:79–85

98. Hur SR, Huizenga BA, Major M (1992) Acute normovolemic hemodilution combined with hypotensive anesthesia and other techniques to avoid homologous transfusion in spinal fusion surgery. Spine 17:867–873

99. Hynes M, Calder P, Scott G (2003) The use of tranexamic acid to reduce blood loss during total knee arthroplasty. Knee 10:375–377

100. Iwabuchi S, Koike K, Okabe T, Tago S, Murakami T (1997) Iatrogenic paraplegia caused by surgicel used for hemostasis during a thoracotomy: report of a case. Surg Today 27:969–970

101. Kaczmarczyk R, Markiewicz P, Trojanowski T (2001) The application and evaluation of TachoComb in repair of lacerations of dural sac. Neurol Neurochir Pol 35 [Suppl 5]:64–69

102. Kadam PP, Saksena SG, Jagtap SR, Pantavaidya SM (1993) Hypotensive anaesthesia for spine surgery – nitroglycerin vs halothane. J Postgrad Med 39:26–28

103. Kafer ER (1986) Anesth Analg 65:S76

104. Kakiuchi M (1997) Reduction of blood loss during spinal surgery by epidural blockade under normotensive general anesthesia. Spine 22:889–894

105. Kakiuchi M (2002) Intraoperative blood loss during cervical laminoplasty correlates with the vertebral intraosseous pressure. J Bone Joint Surg Br 84:518–520

106. Kannan S, Meert KL, Mooney JF, Hillman-Wiseman C, Warrier I (2002) Bleeding and coagulation changes during spinal fusion surgery: a comparison of neuromuscular and idiopathic scoliosis patients. Pediatr Crit Care Med 3:364–369

107. Karadimov D, Binev K, Nachkov Y, Platikanov V (2003) Use of activated recombinant Factor VII (NovoSeven) during neurosurgery. J Neurosurg Anesthesiol 15:330–332

108. Keith I (1979) Ethamsylate and blood loss in total hip replacement. Anaesthesia 34:666–670

109. Khambatta HJ, Stone JG, Matteo RS, Michelsen WJ (1978) Hypotensive anesthesia for spinal fusion with sodium nitroprusside. Spine 3:171–174

110. Kobrinsky NL, Letts RM, Patel LR, Israels ED, Monson RC, Schwetz N, Cheang MS (1987) 1-Desamino-8-Darginine vasopressin (desmopressin) decreases operative blood loss in patients having Harrington rod spinal fusion surgery. A randomized, doubleblinded, controlled trial. Ann Intern Med 107:446–450

111. Kovesi T, Royston D (2003) Pharmacological approaches to reducing allogeneic blood exposure. Vox Sang 84: 2–10

112. Krengel WF 3rd, Robinson LR, Schneider VA (1993) Combined effects of compression and hypotension on nerve root function. A clinical case. Spine 18:306–309

113. Kruger LM, Colbert JM (1985) Intraoperative autologous transfusion in children undergoing spinal surgery. J Pediatr Orthop 5:330–332

114. LaRocca H, McNab I (1974) The laminectomy membrane. Studies in its evolution, characteristics, effects and prophylaxis in dogs. J Bone Joint Surg Br 56:545–550

115. Lawhon SM, Kahn A 3rd, Crawford AH, Brinker MS (1984) Controlled hypotensive anesthesia during spinal surgery. A retrospective study. Spine 9:450–453

116. Lee JY, Ebel H, Friese M, Schillinger G, Schroder R, Klug N (2003) Influence of TachoComb in comparison to local hemostyptic agents on epidural fibrosis in a rat laminectomy model. Minim Invasive Neurosurg 46:106– 109

117. Lee TC, Yang LC, Chen HJ (1998) Effect of patient position and hypotensive anesthesia on inferior vena caval pressure. Spine 23:941–948

118. Lee TC, Buerkle H, Wang CJ, Liang CL, Lu K, Huang PL, Cheng CH, Yang LC (2001) Effect of isoflurane versus nicardipine on blood flow of lumbar paraspinal muscles during controlled hypotension for spinal surgery. Spine 26:105–109

119. Lemay E, Guay J, Cote C, Roy A (2004) Tranexamic acid reduces the need for allogenic red blood cell transfusions in patients undergoing total hip replacement. Can J Anaesth 51:31–37

120. Lennon RL, Hosking MP, Gray JR, Klassen RA, Popovsky MA, Warner MA (1987) The effects of intraoperative blood salvage and induced hypotension on transfusion requirements during spinal surgical procedures. Mayo Clin Proc 62:1090–1094

121. Lentschener C, Cottin P, Bouaziz H, Mercier FJ, Wolf M, Aljabi Y, Boyer-Neumann C, Benhamou D (1999) Reduction of blood loss and transfusion requirement by aprotinin in posterior lumbar spine fusion. Anesth Analg 89:590–597

122. Letts M, Pang E, D'Astous J, Jarvis J, Lawton L, Luke B, Rhine E, Menard E (1998) The influence of desmopressin on blood loss during spinal fusion surgery in neuromuscular patients. Spine 23:475–478

123. Lim YJ, Kim CS, Bahk JH, Ham BM, Do SH (2003) Clinical trial of esmolol- induced controlled hypotension with or without acute normovolemic hemodilution in spinal surgery. Acta Anaesthesiol Scand 47:74–78

124. Lindop MJ (1975) Complications and morbidity of controlled hypotension. Br J Anaesth 47:799–803

125. Lovstad RZ, Steen PA, Forsman M (1999) Paraplegia after thoracotomy – not caused by the epidural catheter. Acta Anaesthesiol Scand 43:230–232

126. Malcolm-Smith NA, McMaster M (1983) The use of induced hypotension to control bleeding during posterior fusion for scoliosis. J Bone Joint Surg Br 65:255–258

127. Mandel RJ, Brown MD, McCollough NC 3rd, Pallares V, Varlotta R (1981) Hypotensive anesthesia and autotransfusion in spinal surgery Clin Orthop 154:27–33

128. MCA/CSM (1999) Current problems in pharmacovigilance. 25:19

129. McCall RE, Bilderback KK (1997) Use of intravenous Premarin to decrease postoperative blood loss after pediatric scoliosis surgery. Spine 22: 1394–1397

130. McNeill TW, DeWald RL, Kuo KN, Bennett EJ, Salem MR (1974) Controlled hypotensive anesthesia in scoliosis surgery. J Bone Joint Surg Am 56:1167–1172 S27

131. Messmer K (1975) Hemodilution. Surg Clin North Am 55:659–675

132. Meert KL, Kannan S, Mooney JF (2002) Predictors of red cell transfusion in children and adolescents undergoing spinal fusion surgery. Spine 27:2137–2142

133. Neilipovitz DT, Murto K, Hall L, Barrowman NJ, Splinter WM (2001) A randomized trial of tranexamic acid to reduce blood transfusion for scoliosis surgery. Anesth Analg 93:82–87

134. Patel NJ, Patel BS, Paskin S, Laufer S (1985) Induced moderate hypotensive anesthesia for spinal fusion and Harrington-rod instrumentation. J Bone Joint Surg Am 67:1384–1387

135. Purello-D'Ambrosio F, Gangemi S, La Rosa G, Merendino RA, Tomasello F (2000) Allergy to gelatin. Allergy 55:414–415

136. Renkens KL Jr, Payner TD, Leipzig TJ, Feuer H, Morone MA, Koers JM, Lawson KJ, Lentz R, Shuey H Jr, Conaway GL, Andersson GB, An HS, Hickey M, Rondinone JF, Shargill NS (2001) A multicenter, prospective, randomized trial evaluating a new hemostatic agent for spinal surgery. Spine 26:1645–1650

136. Samama CM, Langeron O, Rosencher N, Capdevila X, Rouche P, Pegoix M, Berniere J, Coriat P (2002) Aprotinin versus placebo in major orthopedic surgery: a randomized, doubleblinded, dose-ranging study. Anesth Analg 95:287–293

137. Sandhu GS, Elexpuru-Camiruaga JA, Buckley S (1996) Oxidized cellulose (Surgicel) granulomata mimicking tumour recurrence. Br J Neurosurg 10: 617–619

138. Schutte AE (2002) Ethical considerations concerning South Africa's approval of a blood substitute. Ethics Med 18:55–62

139. Sebastian C, Romero R, Olalla E, Ferrer C, Garcia-Vallejo JJ, Munoz M (2000) Postoperative blood salvage and reinfusion in spinal surgery: blood quality, effectiveness and impact on patient blood parameters. Eur Spine J 9:458–465

140. Short HD (1990) Paraplegia associated with the use of oxidized cellulose in posterolateral thoracotomy incisions. Ann Thorac Surg 50:288–289

141. Shulman G, Solanki DR, Nicodemus CL, Flores IM, Hadjipavlou AG (1998) Audit of autotransfusion in spine surgery. Int Orthop 22:303–307

142. Sivarajan M, Amory DW, Everett GB, Buffington C (1980) Blood pressure, not cardiac output, determines blood loss during induced hypotension. Anesth Analg 59:203–206

143. Singler RC, Furman EB (1980) Hemodilution: How low a minimum hematocrit? Anesthesiology 53:S72

144. Sprung J, Kindscher JD, Wahr JA, Levy JH, Monk TG, Moritz MW, O'Hara PJ (2002) Hemopure in surgical patients: results of a multicenter, randomized, single-blinded trial. Anesth Analg 94:799–808

144. Tate DE Jr, Friedman RJ (1992) Blood conservation in spinal surgery. Review of current techniques. Spine 17:1450–1456

145. Theroux MC, Corddry DH, Tietz AE, Miller F, Peoples JD, Kettrick RG (1997) A study of desmopressin and blood loss during spinal fusion for neuromuscular scoliosis: a randomized, controlled, double-blinded study. Anesthesiology 87:260–267

147. Thibodeaux KT, Lorio MP, Block JE (2003) Intraoperative hemostasis during spinal reconstructive procedures. Orthopedics 26:413–414

148. Tobias JD (2002) Synthetic factor VIIa to treat dilutional coagulopathy during posterior spinal fusion in two children. Anesthesiology 96:1522– 1525

149. Tredwell SJ, Sawatzky B (1990) The use of fibrin sealant to reduce blood loss during Cotrel-Dubousset instrumentation for idiopathic scoliosis. Spine 15:913–915

150. Trystram D, Aymard A, Godon Hardy S, Cioloca C, Fredy D, Meder J (2000) Preoperative devascularization of a vertebral metastasis with a spinal artery at the same level. J Radiol :250–253

151. Ullrich PF Jr, Keene JS, Hogan KJ, Roecker EB (1990) Results of hypotensive anesthesia in operative treatment of thoracolumbar fractures. J Spinal Disord 3:329–333

152. Urban MK, Beckman J, Gordon M, Urquhart B, Boachie-Adjei O (2001) The efficacy of antifibrinolytics in the reduction of blood loss during complex adult reconstructive spine surgery. Spine 10:1152–1157

153. Vaquero J et al (1993) Effect of fibrin glue on postlaminectomy scar formation. Acta Neurochir (Wien) 120: 159–163

154. Wada E, Yonenobu K, Ebara S, Kuwahara O, Ono K (1993) Epidural migration of hemostatic agents as a cause of postthoracotomy paraplegia. Report of two cases. J Neurosurg 78 658–660

155. Walker R (1987) Special report: transfusion risks. Am J Clin Pathol 88:374–378

156. Widman J, Hammarqvist F, Sellden E (2002) Amino acid infusion induces thermogenesis and reduces blood loss during hip arthroplasty under spinal anesthesia. Anesth Analg 95:1757–1762

MIX
Papier | Fördert gute Waldnutzung
FSC® C083411

Kolibri 360 GmbH
Ferdinand-Jühlke-Straße 7
99095 Erfurt, Deutschland
produktsicherheit@kolibri360.de

Druck:
CPI Druckdienstleistungen GmbH
im Auftrag der
Kolibri 360 GmbH
Ferdinand-Jühlke-Str. 7
99095 Erfurt